OCEANSIDE PUBLIC LIBRARY
330 N. Coast Highway
Oceanside, CA 92054

D0021441

CIVIC CENTER

DE GORDITA
A MAMACITA

DE GORDITA A MAMACITA

Un completo plan de alimentación
y ejercicios para volverte
irresistiblemente sana

Ingrid Macher

Grijalbo*vital*

This book is not intended to substitute for medical advice of physicians. The ideas, procedures, and suggestions contained in this book are designed to help you make informed decisions about your health. Consult your physician before following the author's proposed courses of treatment. Any use of the information or application of treatments set forth in this book are at the reader's sole discretion and risk. The author and the publisher, specifically disclaim liability, loss or risk, personal or otherwise, which is incurred as a consequence, directly or indirectly, of the use and application of any of the contents in this book.

The author and the publisher are not responsible for the websites (or its contents) mentioned in this book, for which they do not own rights to.

Este libro no pretende sustituir el consejo médico de un profesional. Las ideas, procedimientos y sugerencias contenidas en este libro están diseñadas para ayudar a tomar decisiones conscientes sobre su salud. Consulte a su médico antes de seguir los tratamientos propuestos por el autor. Cualquier uso de la información o de la aplicación de los tratamientos expresados en este libro queda a discreción y riesgo del usuario. El autor y el editor no se responsabilizan por cualquier pérdida o riesgo, personal o de otra índole, en que se haya incurrido como consecuencia, directa o indirecta, de la utilización y aplicación de cualquiera de los contenidos de este libro.

El autor y el editor no se responsabilizan por los sitios web (o su contenido) mencionados en este libro que no son de su propiedad.

De gordita a mamacita

Primera edición: enero de 2017
Segunda edición: febrero de 2017
Tercera edición: marzo de 2017

© 2017, Ingrid Macher
© 2017, en castellano para todo el mundo:
Penguin Random House Grupo Editorial USA, LLC.
8950 SW 74th Court, Suite 2010
Miami, FL 33156
www.megustaleerenespanol.com

Fotografías de portada: Kenny Roland
Fotografías de sección de ejercicios: Jorge Blanco

Queda rigurosamente prohibida, sin autorización escrita de los titulares del *copyright*, bajo las sanciones establecidas por las leyes, la reproducción total o parcial de esta obra por cualquier medio o procedimiento, comprendidos la reprografía, el tratamiento informático, así como la distribución de ejemplares de la misma mediante alquiler o préstamo públicos.

ISBN: 978-1-945540-17-2

Printed in USA

Penguin
Random House
Grupo Editorial

3 1232 01097 9955

A Dios, quien ha sido la fuente de inspiración de cada paso, de cada cambio y de cada página de mi vida.

A mis seguidoras, a esas mujeres que se han conectado buscando una palabra de aliento que las anime al cambio, no sólo físico, sino también espiritual y emocional.

A aquellas mujeres que hoy se sienten gorditas, no sólo físicamente sino mentalmente.

A las que necesitan urgentemente ese apoyo... sepan que no están solas.

A esa mujer que es el centro de la familia, a quien Dios le ha dado ese puesto con un propósito: ser inspiración.

A esa mujer que está a cargo de formar nuevas generaciones.

A ti, mujer hermosa, que tienes el puesto más importante entregado por Dios... El de ser centro y ejemplo para tu esposo, tus hijos y la sociedad. Todos ellos dependen de ti.

A todas esas mujeres que han tenido la valentía de salir adelante.

A todas aquellas que, a pesar de las caídas, se han levantado.

A todas aquellas capaces de transformar sus cuerpos, sus vidas y sus familias.

A ti, mujer.

Porque no nos ha dado Dios espíritu de cobardía, sino de poder, de amor y de dominio propio.

2 TIMOTEO 1:7

ÍNDICE

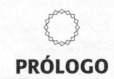

PRÓLOGO

Mi amiga hermosa, quise comenzar este libro con esta cita para mostrarte esa poderosa palabra que la Biblia tiene para nosotras y que a veces ignoramos o no tenemos conciencia de que existe, o simplemente necesitamos una ayudita para refrescar la memoria.

Así como cada mañana te levantas y escoges la ropa para comenzar tu día, los zapatos que le combinan, el desayuno con el que vas a empezar tu jornada y hasta los pensamientos que circulan en tu cabeza, quiero decirte que hoy tienes el poder de elegir cómo vivir de ahora en adelante.

Dios te ha concedido esa herramienta valiosa que es tuya y nada ni nadie te la puede quitar.

Tú elegiste estar aquí, adquirir este libro, abrirlo y comenzar a leerlo... Con esto estás dando el primer paso hacia tu futuro, tu salud, cómo quieres sentirte cada día... Y cómo quieres que sea tu mañana.

Todo eso es el resultado de las decisiones que tomas hoy...

Sé que no quieres hacer una "dieta" por una semana, sino tomar la decisión de vivir una vida larga y saludable.

¿Por qué tratar el cuerpo que Dios te dio de otra forma que no sea la correcta?

Quizás te has dado cuenta de que ya es tiempo de respetar y cuidar tu templo. Y entiendes que Dios te dio una verdadera obra de arte a través de tu cuerpo.

Hoy quiero decirte, mujer hermosa, que al dar este paso de valentía estás celebrándote a ti como hija de Dios y que mientras seas fuerte en cuerpo y alma nada podrá detenerte en tu camino hacia tu destino.

Imagina... ¿qué pasaría si por los próximos días te dieras una oportunidad y empezaras a cambiar tus hábitos alimenticios e incorporaras un poco de actividad física?

Tu cuerpo te lo agradecería de forma inmediata, comenzarías a amarte de nuevo, a tener más energía para comenzar tus días, tu autoestima subiría y la mujer estupenda que verías reflejada en el espejo se parecería cada vez más a ti, mujer hermosa. ¿No crees que valdría la pena intentarlo?

Aprovecha el impulso que este libro te dará... Recuerda que la comida y el placer que obtenemos a través de ella dura sólo unos minutos, mientras que la sensación de estar sana, con energía y alegre dura 24 horas al día y se mantiene hasta que tú lo decidas.

Dale a tu cuerpo un poco de amor... lo merece... ¡Tú lo mereces!

Así es que... ¿qué dices?

¿Estás lista?

Si estás lista, entonces es el momento de comenzar con esta nueva decisión, y es por eso que he creado un anclaje especialmente para ti: "De gordita a mamacita", el cual te recordará el compromiso que estás adquiriendo y te dará la motivación para no rendirte.

De gordita a mamacita
Repite conmigo:
Soy una creación perfecta de Dios.
Hoy me amo, soy la persona más importante para mí.
Me comprometo a:
Alimentarme bien
Hacer ejercicio
Y ser una persona saludable
Quiero estar en forma
Yo puedo hacerlo
No más excusas
Con perseverancia y paciencia
Pasaré de ser
De gordita a mamacita.

Y cuando sientas que necesitas recuperar el impulso, recuerda cuánto vales y repite estas afirmaciones una y otra vez, hasta que te convenzas de que éste es tu momento. ¡Aquí y ahora!

Porque ¡tú tienes el poder de elegir!

INTRODUCCIÓN

¡Felicidades por tomar la decisión de cambiar y dar el primer paso para pasar de "gordita" a "mamacita"!

¡Hola! Soy Ingrid Macher, mejor conocida como Adelgaza20 en las redes sociales. Estoy aquí para contarte que después de sobrevivir a las garras de la muerte tras un ataque de asma cuando tenía siete meses de embarazo, de levantarme de la quiebra financiera de 2008 y de perder 50 libras en 90 días, pude transformar por completo mi vida, mi salud, mi situación financiera y mi figura, pasando de ser una gordita a una mamacita. Lo mejor de todo es que tú también puedes cambiar tu vida, ser más saludable y transformar tu vida y tu cuerpo si así lo deseas, porque todo es posible para quien lo cree.

Cuando aprendí los secretos de una buena alimentación y lo que el cuerpo y la mente necesitan para estar en su mejor forma, encontré mi verdadera vocación a través de la nutrición, la motivación y el ejercicio. En ese momento comprendí que Dios me había hecho un ser único, especial y con una gran tarea por delante. Entonces comencé a transmitir esa información a otras mujeres que, al igual que yo, al inicio no tienen las herramientas o la información correcta para poder comenzar esta ruta hacia una vida saludable.

Hoy en día soy la creadora y fundadora de *Adelgaza20.com*. Comencé esta misión como un llamado de Dios, a través del cual he podido ayudar a millones de mujeres alrededor de todo el mundo a cambiar sus estilos de vida, a ser más saludables, exitosas y felices.

Soy empresaria, comunicadora, experta en nutrición holística, entrenadora personal, *master coach* en programación neurolingüística, autora y conferencista. También soy madre de dos hermosas hijas, una esposa feliz y, sobre todo, una mujer que ama con todo su corazón a Dios. Soy tu mejor aliada.

He pasado años aprendiendo lo que funciona y no funciona para perder peso, mejorar la salud y tener más energía. Si te quedas aquí, te llevaré de la mano por el fascinante mundo de la nutrición y te proporcionaré herramientas e información valiosa que te ayudarán a cambiar tu perspectiva de los alimentos y a obtener el cuerpo de tus sueños.

Te aseguro que has dado uno de los pasos más importantes para comenzar tu transformación y obtener ese cambio en tu figura, tu salud y tu vida, que tanto buscas. Si sigues mis consejos, podrás lograrlo, tal como yo lo logré.

Entender todo lo que está pasando en la nutrición moderna es importante para poder tomar decisiones acertadas a la hora de comer. En este libro te mostraré trucos, secretos e información oculta que quizás nunca hayas escuchado y que te ayudará a entender qué te está engordando y cuál es el camino para perder peso y tener una vida saludable. Además, te daré un plan con el cual podrás perder al menos 50 libras o bien, las 5 últimas que te hacen falta para lograr tu meta.

Lo más importante es que podrás cambiar tu estilo de vida para siempre, sin vuelta atrás.

Así es que, si estás lista, ¡comencemos!

TODO ES POSIBLE PARA QUIEN LO CREE

Si has leído mi libro anterior, me sigues en las redes sociales o lees mis artículos en alguna revista, seguramente ya conoces mi historia... O parte. Sabrás, por ejemplo, cómo, después de estar muriendo por asma en una sala de emergencias, con siete meses de embarazo y tras perderlo todo en la crisis de 2008, mi vida dio un vuelco. Logré la inspiración para perder 50 libras en 90 días, recuperar mi salud, mi vida y empezar a armar una carrera en el mundo del ejercicio y la nutrición. Sabrás también que hoy más de 10 millones de seguidoras me leen diariamente en mi sitio *Adelgaza20* y unos 80 millones ven semanalmente mis publicaciones en redes sociales... O que en 2016 fui parte del Escuadrón de la Belleza como *health coach* de *Nuestra Belleza Latina*, el *reality show* más popular en español de Estados Unidos y Latinoamérica. Sabrás, además, que doy conferencias en Estados Unidos y América Latina, que he podido desarrollar mis propios productos y programas, creando un pequeño imperio en materia de bienestar a través de Internet.

Sé que muchas mujeres me ven como su modelo a seguir y piensan que, con tantos millones de seguidores, la fama y el dinero brotan por todos lados, por arte de magia, haciendo que mi vida sea siempre color de rosa. Quizás tú piensas lo mismo. Pues déjame contarte que la realidad es otra. Ésa es sólo una parte de la historia, la cara bonita de la moneda, pero hay mucho más detrás. Hay batallas diarias, momentos de angustia, personas que han actuado como mis enemigos ante cualquier intento de salir adelante, cientos de críticas, accidentes, entre otros. En fin, una novela, pero de la vida real.

Hoy te voy a revelar varios secretos. Pues desde antes de transformar mi vida, e incluso, después de lograrlo, han pasado muchas cosas, buenas y otras un poco difíciles. Pero a partir de ese momento, entendí que mi vida, con todas sus aristas: buenas, malas, con aciertos y errores, tenía un propósito, una misión para Dios y un trabajo que cumplir para el bienestar de otros, también supe que debía escribir un libro para ti.

Y ciertamente, en estos años ¡ha corrido mucha agua bajo el puente! Hay muchos aspectos que desconoces y que seguramente te sorprenderán y te harán ver que tu realidad no es tan distinta a la mía, que cada día hay nuevas batallas, pero que definitivamente "todo es posible para quien lo cree". Ya verás.

"PROFETA" EN MI HOGAR

Muchos creen que por el hecho de ser una persona saludable y *fit*, toda mi familia también lo es. ¡Eso quisiera! Pero realmente no es así. Tal como te conté en mi libro *Al rescate de tu nuevo yo*, nací y crecí en Colombia, en el seno de una familia muy tradicional, en todo el sentido de la palabra, desde lo religioso a lo alimenticio. Incluida en lo que llamo: "la cultura del frito": yuca frita, plátano frito, empanadas fritas y todo lo que pueda ser más sabroso al pasar por el aceite hirviendo. Si eres hispana, del país que seas, sabes a lo que me refiero.

Pues gracias a esa "cultura del frito", la mayor parte de mi familia ha padecido problemas de obesidad severa, diabetes, hipertensión, entre otros. Mi mamá, por ejemplo, actualmente pesa casi 300 libras y aunque no lo creas, tratar de cambiarle la mentalidad para que transforme su vida por una saludable ha sido un proceso impresionantemente difícil. Hasta ahora, imposible. Estoy consciente que en su caso no se trata sólo de vagancia, de no querer hacer ejercicio o cambiar de hábitos alimenticios, sino que ciertos problemas físicos han complicado más su situación. Mi madre tiene un reemplazo de caderas y platino en sus rodillas, lo cual ciertamente le ha impedido ser una mujer físicamente activa. Pero, sobre todo, la ha determinado el hecho de no querer cambiar las tradiciones con las que crecimos y adaptarse a una nutrición moderna, que se ajuste precisamente a sus necesidades físicas. Toda esa negatividad le ha impedido que pierda peso, generando que sufra distintos padecimientos de salud y dolores crónicos, que por su avanzada edad son muy difíciles de corregir a través de procedimientos quirúrgicos por lo complicada que puede ser la rehabilitación.

También está el caso de mi hermana, quien también sufre de obesidad, pues tiene pésimos hábitos alimenticios. No te imaginas cuánto he querido compartir con ella todo lo aprendido en estos años en materia de nutrición y vida saludable. He tratado de ayudarla de todas las formas posibles, dándole información, con mis libros, incluso pagándole membresías a costosos gimnasios para que se ejercite, pero no ha cambiado su estilo de vida. Por supuesto, sigue lidiando con la obesidad y todas sus consecuencias en el ámbito de la salud.

No es fácil manejar a solas un barco que navega por las aguas de un cambio en el estilo de vida. Es muy importante que tengas en cuenta que no por el hecho de que tú quieras ser saludable, tienes que someter y obligar a toda tu familia a seguir tus pasos. Sería ideal poder convencerlos a todos y avanzar en familia, aprendiendo a ser más saludables. Pero lamentablemente esto no suele ocurrir. Cada quien tiene su ritmo y su tiempo, y nos guste o no, algunos nunca van a modificar sus conductas. Y créeme que, aunque queramos lo mejor para ellos, la decisión final les pertenece a ellos. Los cambios deben darse progresivamente y de acuerdo con sus propias convicciones. Ésa es la única manera de que sean cambios reales que perduren en el tiempo.

¡Ni siquiera cambiar los hábitos de mi esposo me fue tarea sencilla! Como muchos hombres y especialmente americanos como él, no estaba interesado en dejar de comer sus platillos favoritos: hamburguesas, pizzas, pastas, entre otros. En su dieta abundaba el carbohidrato y la comida rápida. Fue muy difícil sumarlo al cambio, pero paulatinamente he logrado modificar su manera de comer. Por ejemplo, ya logré que de lunes a viernes sea muy saludable y el fin de semana tenga su comida de premio, para darse un gusto.

Si tuvieras una cámara oculta en mi cocina, te darías cuenta de cómo a diario escondo semillas de chía en los licuados de mi esposo, o "sin querer-queriendo" cambio el arroz blanco por el integral (o salvaje), cambio la hamburguesa por una pechuga de pollo o pescado, etc. Esos mismos cambios son los que he ido aplicando a mis hijas poco a poco. Si tienes hijos, de la edad que sean, sabrás que no es fácil tratar de acostumbrarlos a comer frutas cuando en la escuela todos sus compañeros comen helado, escoger agua cuando sus amigos beben soda, o que disfruten las carnes magras a la plancha cuando todos almuerzan papas fritas y *nuggets* de pollo. ¡Las tentaciones que tienen nuestros hijos son infinitas y están por todos lados! Por lo tanto, no puedes pasar de la noche a la mañana a quitarle a tu familia el arroz blanco que adoran y cambiárselo por integral (o salvaje). Es cuestión de tiempo y constancia.

Debemos aprender a ser pacientes y perseverantes, y que no sean esos malos hábitos los que nos arrastren nuevamente a nosotras. Poquito a poco podemos ir modificando las recetas, agregando productos saludables y quitando los que no lo son, sumando frutas frescas y vegetales, eliminado grasas saturadas y carbohidratos simples, etc. Si tenemos esa cuota de paciencia, más perseverancia y constancia, poco a poco iremos enseñando tanto a nuestros hijos, como a nuestro esposo, familiares, vecinos y a quienes nos rodean, sobre todo con nuestro ejemplo. Un discurso de vida saludable no tiene validez sin que se note en nosotras de pies a cabeza: en nuestra piel, salud, actitud y energía. Créeme.

Es una batalla diaria pero que finalmente da resultados con quienes estén listos para ese cambio. Quiero insistir en este punto: no podemos cambiar la vida de alguien que no está listo para hacerlo o simplemente no quiere hacerlo. Al principio, era tal mi nivel de entusiasmo por querer contagiar a mi círculo cercano todo lo bueno que me estaba pasando a mí en materia de bienestar, que pequé de ser muy intensa. ¡Obviamente queremos ver a nuestros seres queridos felices, saludables y plenos! Sin embargo, con el tiempo he aprendido que, aunque tengamos las mejores intenciones, a veces es mejor callar que tratar de cambiarle la mentalidad a alguien que no está preparado o que simplemente no quiere modificar su estilo de vida.

Como dice el refrán: "El maestro aparece cuando el alumno está listo". Quienes en casa estén listos para cambiar su estilo de vida por uno saludable, serán quienes te ayuden a navegar ese barco. Concéntrate en ellos con paciencia, perseverancia y mucho amor.

EL AMOR TODO LO VENCE

He contado muchas veces que conocer a Jeff, mi actual esposo, fue encontrarme con el amor de mi vida. Había pasado muchas experiencias difíciles anteriormente, así es que cuando apareció, decidí hacer de nuestra vida una eterna luna de miel y disfrutarla al máximo.

A ambos nos encantaba "la buena vida", como la entiende la mayoría. Es decir, buena mesa, fiestas, alcohol, viajes, propiedades, autos de lujo, personal de servicio, entre otros. Afortunadamente los negocios de mi esposo marchaban a la perfección, permitiéndonos una vida sin complicaciones. De hecho, una vez que nos casamos, nos mudamos a Las Vegas, donde gozábamos de todo y más de lo que necesitábamos.

Nunca imaginamos que la crisis inmobiliaria de 2008 nos podría afectar. Pero lo hizo y de manera brutal, pues de un día para otro perdimos todo lo material. Nos tuvimos que regresar a Florida para, literalmente, comenzar de cero. Pero ¿sabes qué? ¡Es lo mejor que nos ha podido pasar!

Después de sufrir la caída económica, mi esposo y yo nos hemos demostrado que esa etapa tan dura en nuestra vida fue el mejor aprendizaje, pues hoy, tras 11 años de matrimonio, no sólo superamos esa situación, sino que además construimos una empresa juntos, que nos convirtió en socios, compañeros de labores y mejores compañeros de vida.

Empezamos en una pequeña oficina de 10x10 pies, siendo sólo mi esposo y yo los empleados. Actualmente tenemos una oficina de 1,900 pies cuadrados, donde sumamos a diez empleados a tiempo completo en Miami.

Hemos ido creciendo paulatinamente, trabajando duro hasta llegar a tener un negocio permanente, a través de las redes sociales.

Y aunque muchos piensen que en Internet el dinero brota como por arte de magia, hemos tenido muchos momentos en los que no sabíamos cómo cubriríamos todos nuestros compromisos. Pero siempre nos hemos mantenido firmes en la fe, trabajando arduamente por nuestro propósito.

Todo lo logrado ha sido con mucha dedicación, inversión, trabajo y amor. Hemos invertido en educación, en buscar lo que está en la vanguardia en materia de salud y bienestar. Créeme que no es una tarea fácil, especialmente para una mujer como yo, con 43 años, pues estoy compitiendo con chicas jóvenes que pasan mucho tiempo fotografiándose con poca ropa en Internet y, aunque la mayoría de los seguidores a veces no sepan lo que dicen, las siguen a ciegas. Es una batalla ardua por dar lo mejor.

Después de la crisis que vivimos en 2008 descubrimos que lo más importante es nuestra familia y que realmente el secreto para ser ricos, aunque suene a cliché, está en el corazón. Está en tener una familia fuerte, que se ame.

Sin duda, volvimos a reinventarnos como familia, aprendiendo a ser más constantes y a no perder el enfoque de mantenernos unidos en la fe. Definitivamente aprendimos a ser más fuertes en cuerpo y alma.

BATALLANDO CONTRA EL SABOTAJE

Hay muchas cosas que he contado en mis libros y en los cientos de artículos que he compartido contigo. Pero hay muchos detalles en los que no he profundizado no por querer ocultarlos, sino realmente porque, como verás más adelante, uno de mis principios fundamentales para seguir avanzando contra viento y marea es concentrarme en lo positivo, en lo constructivo y en eliminar todo lo que no lo sea. Pero mi vida ha tenido muchos momentos en los que he tocado fondo.

Aunque me crié en Colombia, en mi juventud me mudé a Puerto Rico, buscando mejores oportunidades. Allí estudié Comunicación Social en la universidad y me casé por primera vez. Todo iba de maravilla y para mayor felicidad tuve a mi primera hija. Sin embargo, las cosas no funcionaron y terminé haciéndome cargo sola de ella, mudándome a Florida y luchando por salir adelante con uñas y dientes.

Fueron años muy difíciles, en los que debí enfrentar muchos obstáculos y tuve que hacer trabajos que seguramente ante los ojos de mucha gente no están bien vistos. No reniego ni tampoco me enorgullezco de muchas cosas, pues aprendí a valorar el hecho de que en esos momentos me ayudaron a salir adelante y que todas esas difíciles experiencias, de una u otra manera, me llevaron a estar donde hoy estoy. Pero aprender a mirarlo de esa manera fue un proceso interior complicado, de mucha confrontación, de mucho crecimiento, de mucho esfuerzo, de aprender a perdonarme y de muchas ganas de dejarlo todo atrás. Y lo había logrado. Sin embargo, hace algunos años, cuando comenzaba a darme a conocer en mi nueva labor y cuando comenzaban a abrirme puertas en los medios de comunicación, hubo quienes se atravesaron en mi camino utilizando esa información para tratar de derrotarme, avergonzarme y cerrarme muchas de esas puertas.

Viví mucho tiempo en medio de un acoso constante. ¿Por qué? ¿Para qué? Me lo preguntaba constantemente. Es difícil entender qué beneficios puede encontrar alguien al impedir el éxito y la felicidad de otra persona.

Sin embargo, llegó el momento en que comprendí que es Dios quien me lleva a los lugares donde me necesitan, quien me abre las puertas dondequiera que entre y me pone a la gente adecuada en el camino. Sólo necesito esperar con paciencia.

Cuando Dios te hace una promesa, no importa cuántos obstáculos salgan en tu camino, si la crees, Él siempre la cumplirá. Lo he podido comprobar, pues a pesar de las dificultades, hoy, nuestra empresa ha ido más lejos de lo que yo misma imaginaba. Entre otras cosas, tenemos tres programas: *Quemando y Gozando, Ultimate Power Fit* y *Bikini Body*. Tres programas de información, 28 libros electrónicos, cuatro libros impresos, tres en español y uno en inglés. Y para que este libro llegara a tus manos, apareció una de las editoriales más importantes interesada en publicarlo, ¡y antes ni siquiera me habrían puesto atención!

En 2016 hice tres grandes campañas para las marcas Neutrogena, Walmart y Quicker. Comencé a trabajar como *influencer* en el área digital de Univisión, a escribir para *Latina Bloggers*, a dar conferencias sobre nutrición y ahora como conferencista en mercadeo online para mujeres que quieren llevar su negocio al siguiente nivel, impulsando a blogueras, artistas y celebridades que quieren construir una empresa.

También pude realizar otro de mis sueños, que era el lanzamiento de productos como el polvo de proteína, el té Oolong y una línea de suplementos diseñada especialmente para mejorar la salud de la mujer y ayudarla a perder peso naturalmente.

Como puedes ver, los tiempos de Dios son perfectos y sus métodos también, pues cuando logré entrar a ese medio tan esquivo, no sólo lo hice por la puerta más amplia que podía imaginar, sino que las bendiciones han ido una tras otra. Créeme que confiar en el poder de Dios es la mejor herramienta. No hay pasado, no hay enemigos, obstáculos ni mala energía capaz de cambiar la ruta trazada para ti cuando depositas tu propósito en sus manos.

> Todo lo puedo en Cristo que me fortalece.
> (Filipenses 4:13)

Mucha gente me pregunta: *Ingrid, ¿cómo entregaste tu vida a Dios?* Pues voy a contarte que no fue tan fácil. Durante muchos años tuve una lucha interna sobre mi acercamiento a Dios y por más intentos que Él hacía para que yo depositara mi vida en sus manos, cual "cabeza dura", yo insistía en llevar mi vida según mis ideas del momento.

En primer lugar, crecí en una familia extremadamente católica. Pero mis padres, de la noche a la mañana, decidieron cambiarse de religión y convertirse en cristianos protestantes y, como suele ocurrir con los padres, quisieron imponerme sus creencias. Así es que querían que olvidáramos todo aquello con lo que habíamos crecido para aferrarnos a la nueva manera de expresar la fe. Mi padre me hablaba todos los días de Dios y eso, lejos de convencerme, comenzó a generar en mí una resistencia total a su religión.

Siento que Dios me fue llamando en diferentes momentos de mi vida y creo que el primer momento en que me llamó la atención de manera tajante fue en aquella sala de emergencias, cuando, con siete meses de embarazo, me quitó la vida por unos segundos y me la devolvió, tras un ataque de asma. Pude haberme entregado por completo tras esa experiencia tan dramática; sin embargo, seguía ignorando su voz, seguía renuente.

El segundo gran y definitivo llamado siento que sucedió cuando perdimos todo económicamente... Aunque hoy parezca difícil de creer, era una mujer muy "latina" en mis gustos, que adoraba las fiestas, bailar y, por supuesto, disfrutar de unos tragos, aunque a veces al día siguiente no recordara mucho de lo que hacía o lo que decía. La verdad, me encantaba disfrutar del momento. Pero, tras esa experiencia tan dolorosa y fuerte, mi ánimo también se fue al piso.

Estaba absolutamente deprimida. Fue en ese momento que me di cuenta de que debía arrimar el hombro para ayudar a mi esposo, que hasta entonces no había tenido un desplome económico tan fuerte. En ese instante, sentí que Dios me llamaba a cambiar mi vida de manera radical. Me llamaba a decir "no más excusas".

Todos tenemos un punto en que decimos "no más". El mío fue un 1 de enero. Fue el momento en que tomé la firme decisión de cambiar mi vida, de convertirme en una mujer saludable desde adentro hacia afuera. Decidí pasar la prueba de perderlo todo, dejar de sentirme derrotada, llegar a la Florida y comenzar de nuevo, en todo.

En ese instante, busqué entre todos los libros cristianos que mis papás siempre me enviaban de regalo y que no tomaba en cuenta. Saqué un devocionario de 90 días del autor Joel Osteen, llamado *Su mejor vida ahora*. Estaba tan desesperada por la situación que vivíamos, que le rogué a Dios que me hablara a través de ese libro. Lo abrí y lo primero que leí fue una frase que me invitaba a entregarme por completo. A entregarlo todo. Sin excusas ni tratos a medias. No se trataba de cambiar mi vida sólo físicamente para mejorar mi salud, sino que se trataba de mí, de entregar mi vida y acercarme a Dios de verdad. En ese momento comprendí que comenzaba una nueva etapa.

La parte más difícil al adoptar una nueva creencia es manejarla con nuestros seres queridos, sin imponérsela. No quise repetir el error de mis padres tratando de obligar a mi familia a seguir mis pasos en la fe. He orado mucho para lograrlo, pero poco a poco he ido cambiando mis acciones, mi manera de ser, lo cual ha ido motivando a mi familia a subirse al mismo barco. Tal como ocurre con nuestros hábitos, más que un discurso sobre nuestra fe, lo más importante es el ejemplo con nuestras acciones cotidianas. Y no se trata de un cambio en un aspecto. Cuando somos coherentes, logramos cambios radicales en nuestra vida completa: financiera, física, emocional y espiritual. Todas son áreas que van juntas.

Quiero dejarte claro que, aunque soy una mujer que ama a Dios con todo su corazón y soy cristiana, no tengo ninguna afiliación religiosa, no pertenezco a ninguna Iglesia. He aprendido a leer la palabra de Dios cada día, a solas y aunque seguramente hay mucha gente que me critica por esto, puedo decir que Joel Osteen es mi inspiración hasta hoy, quien me lleva de la mano con sus mensajes todos los días.

Durante muchos años asistí a una congregación cristiana anglo en el sur de Florida, pero dejé de hacerlo. Hoy en día, siento que no necesitamos asistir a un templo para conectarnos con nuestra fe. Internet se ha vuelto un medio que nos permite hacerlo, recibir y compartir mensajes, aprender y crecer en la fe sin necesidad de estar presentes físicamente en un lugar.

Tú puedes seguir, escuchar e incluso conectarte con pastores, sacerdotes y líderes religiosos según tu creencia, muchos de los cuales tienen mensajes hermosos. Puedes seguir contribuyendo y colaborando con tu diezmo. En mi caso, el diezmo es parte de este compromiso de fe, pero he decidido no entregarlo a una iglesia específica, sino que creo que Dios me dio la misión de ayudar a ciertas labores filantrópicas. Mi compromiso es con los niños con cáncer, con la ayuda para construir escuelas en Colombia y con los niños desamparados, así como personas enfermas que se acercan a pedirme ayuda. Esto lo estoy haciendo específicamente a través de la Fundación REMA, en donde se ayuda a decenas de inmigrantes indocumentados que llegan al sur de Florida, que se enferman de cáncer y que no cuentan con recursos ni ayuda estatal. También colaboro con una Fundación de Medellín, Colombia, llamada Cathy Manish, que ayuda a niños diagnosticados con enfermedades terminales, muchos de los cuales son desplazados de sus localidades por las guerrillas. A ellos se les ayuda con medicamentos, pañales, cremas, entre otros. También a sus madres, en su mayoría solteras, con todo lo que necesiten para lidiar con una realidad tan difícil como la que viven. Son las misiones de ayuda que siento que Dios me ha llamado a apoyar, para devolver a la comunidad parte de la bendición que obtengo en mis negocios.

Dios nos da misiones diferentes a cada uno y la misión que me ha dado a mí no es predicar sino educar. Mi misión es decirte: éste es tu templo y tienes que cuidarlo. Aunque muchos no lo sepan, la Biblia habla de nuestro cuerpo como el templo del Espíritu Santo. Habla también del agua que purifica y de muchas cosas relacionadas con tomar control de nuestra salud, lucir mejor, dejar la gula. Mi meta es la coherencia espiritual, física y emocional.

También tengo la misión de recordarte que Dios no nos ha hecho para ser pobres. Nos hizo para ser hijas de un rey. Así es que cuando te sientas deprimida y no sepas qué hacer, recuerda que lo eres, ponte tu corona y piensa que eres una obra maestra. Dios no te ha diseñado para llorar, para deprimirte, ni para sufrir por tu peso o para sentirte fea. Eres hija de un rey, levántate como tal y recuerda que vales mucho.

APRENDER, UNA TAREA INTERMINABLE

Aprender es una tarea que jamás acaba. Cuanta más información adquirimos, más crecemos. El hecho de acercarme a Dios, de comprometerme con Él en mi misión, me ha hecho crecer en todos los aspectos de mi vida. Incluso, se ha convertido en mi fuerza para no caer en mis viejos hábitos alimenticios. Es que se trata de un todo. Para ser una mujer *fit* y saludable física, financiera y profesionalmente, también hay que ser una mujer espiritualmente saludable. De otra forma, el proyecto se desvanece, el barco "hace agua" por alguna parte.

Aunque no lo sepas, hay muchas personas públicas que son absolutamente *fitness*, pero sufren una terrible lucha interior. Yo me reconozco como una mujer de carne y hueso; por lo tanto, te confieso que también tengo tentaciones y deseos de retomar viejos hábitos. Por ejemplo, amo las galletas y si me lo preguntas, no quisiera una, ¡sino un paquete entero! Pero no lo hago porque sé el daño que le hace a mi cuerpo y básicamente, con todo lo que he estudiado, he aprendido a escuchar a mi cuerpo, a reconocer lo que me sirve y lo que no me sirve y a eliminar lo que es tóxico. Cuando digo esto, me refiero a todos los aspectos: emocional, físico, relaciones interpersonales, trabajo, etcétera.

He aprendido que el mayor error que cometemos es que no queremos educarnos y ¡hay tanta educación ahí afuera! Una dieta o un programa de alimentación no tiene nada de extraordinario, ya está hecho, ya existen miles de opciones. Pero nos hacemos las sordas y los ignoramos, no nos informamos del valor real que tienen, con información seria.

Si no tenemos la convicción de cambiar en nuestro beneficio, sobre la base de la información correcta, nos dejamos dominar por los malos hábitos y malas costumbres. "Es que me muero si no tomo café", "es que no puedo vivir sin mis arepas", "sin mi arroz blanco siento que no he comido", etc. Claro que puedes vivir sin esto y sin mucho más. Basta que te abras a la información correcta, tomes la decisión y actúes.

Una de las cosas que más me preocupa actualmente es que muchas personas miran a sus referentes desde una perspectiva sólo física. Y "los" o "las" ven llenos y llenas de músculos, pues es lo que está de moda. Hay muchas mujeres que están siguiendo consejos de quienes imponen estos modelos. Por eso, hace dos años, hice la prueba, como un desafío personal y para mostrarles a mis seguidoras todo lo que ocurría en el cuerpo cuando nos convertimos en competidoras de *bikini fitness*. Te puedo decir que el cambio metabólico que sufrí en ese proceso fue horrible. Aún hoy sigo tratando de recuperarme.

Eso me llevó a entender que no necesariamente por mantener un régimen alimenticio y comer bien para lograr esa musculatura estamos haciendo lo correcto. Realmente los sacrificios que debes hacer no lo valen y, lo que es peor, hacen estragos en tu organismo. Por ejemplo, antes de competir, debía pasar tres meses comiendo diariamente pescado y espárragos, sin sal y sin comer ni una sola fruta. Tomaba dos galones de agua al día, hacía ejercicio cardiovascular dos o tres veces al día y pesas dos veces al día, casi sin energía. De hecho, muchos competidores de *fitness* usan grandes cantidades de cafeína para cumplir con toda esa actividad física. Sabrás que soy enemiga del café, por lo tanto, era todavía más difícil.

Logré obtener un cuerpo perfecto para las competencias, pero una vez que se terminaban, mi cuerpo se inflaba como un balón. Lo que antes funcionaba para perder peso dejó de hacerlo y volver a poner el cuerpo en orden se volvió en algo terriblemente difícil.

Todo este proceso me llevó a estudiar las hormonas en nuestro cuerpo. Descubrí qué estaba pasando conmigo, pues aunque seguía con mi rutina de ejercicios diarios y alimentándome bien, no perdía peso, estaba estancada. Me di cuenta de que todos esos cambios con dietas bruscas hicieron que mi metabolismo perdiera el control y alterara mis hormonas.

Muchas mujeres no saben que cuando desestabilizamos una hormona se desestabilizan todas, y aunque hagas mucho ejercicio y comas bien, no cambia nada. Nos preocupamos mucho de nuestro abdomen plano, pero no nos preocupamos de poner nuestras hormonas en balance. ¿Y sabías que una vez que las hormonas están equilibradas, puedes obtener el abdomen plano y puedes mantenerte delgada sin tener que hacer estas dietas estrafalarias tomando jugos o productos que se consiguen en tiendas exclusivas? El punto es saber qué nos está haciendo mal y qué necesitamos comer.

En mi caso, me di cuenta de que apenas me levanto, necesito ingerir proteína para activar mi metabolismo, así como comer cada tres horas, pero hacerlo siempre a la misma hora. También necesito acostarme a dormir antes de las 10 de la noche, para que las hormonas que desintoxican todo mi organismo empiecen a trabajar correctamente. Dormir lo suficiente, porque el descanso influye en todo y necesito controlar mi estrés. El estrés no solamente implica tener angustia. El cuerpo también se estresa si nos saltamos las comidas, si no comemos a tiempo, no comemos a las mismas horas, o no comemos los alimentos correctos. Por ejemplo, me di cuenta de que un carbohidrato que es saludable, como la patata dulce o boniato y el arroz, aun siendo integral, así como el plátano, las palomitas y tortillas de maíz me hacen daño, pues me suben la insulina. Pero esto no es algo que les ocurre a todas las mujeres. Por eso es importante escuchar a nuestro cuerpo y volver a tener las hormonas bajo control.

Como verás más adelante en estas páginas, 75% de las mujeres que tienen problemas de tiroides en Estados Unidos no han sido diagnosticadas. Es decir, unos 30 millones de mujeres con hipotiroidismo no han sido diagnosticadas, arrastrando con eso una serie de problemas de salud. Hasta el desánimo que puedas estar experimentando puede provenir de ahí. Por eso, te repito, educarnos y aprender es una tarea que no termina. Cuando nos comprometemos a mejorar, se convierte en una labor que sabemos que nos ayudará a mejorar nuestra calidad de vida.

EN LA CALAMIDAD TAMBIÉN HAY BENDICIÓN

La vida es una cadena de acontecimientos que pone diariamente a prueba nuestras convicciones, nuestra actitud y definitivamente nuestra fe. Aunque estemos convencidos de que estamos en el mejor momento, que todas las tormentas pasaron y que para nosotros sólo brilla el sol, lo cierto es que siempre es posible que un nubarrón nos tome por sorpresa. El punto está en sacar todas nuestras mejores herramientas para afrontarlo.

Eso lo aprendimos hace unos meses mi esposo y yo, en un momento en que pensábamos nuevamente que lo teníamos todo. Los negocios estaban avanzando muy bien, teníamos un excelente contrato con Univision, estábamos negociando otras ofertas, con productos a punto de lanzar, acabábamos de comprar un nuevo automóvil y, de pronto, ocurrió un suceso en el que casi perdemos la vida.

Mi esposo y yo estábamos de camino al aeropuerto, rumbo a una conferencia en Los Ángeles, California. Era una mañana tranquila, prácticamente sin tráfico y todo marchaba perfectamente. De repente, en plena carretera interestatal se nos atravesó un vehículo. Fue de súbito y no nos dio tiempo de reaccionar y frenar, así es que chocamos estrepitosamente.

Fue un accidente gravísimo, que dejó ambos vehículos como siniestro total y que pudo habernos dejado postrados para siempre en una silla o haber acabado con nuestras vidas. La mayor parte del golpe fue del lado del copiloto, donde iba yo sentada. Pero cuando íbamos en camino, iba orando. Cuando vi lo que estaba pasando, sólo atiné a pedir: "Dios mío, protege a mi esposo, protégeme a mí, a la otra persona".

Sé que gracias a su protección hoy puedo contarte que, incluso siendo un accidente de un impacto letal, el otro chofer resultó ileso, mi esposo se rompió la mano derecha y aunque quedé paralizada momentáneamente, fue sólo producto del pánico del momento y nada más grave. Es cierto que la situación nos mantuvo sin trabajar durante un mes y medio, en mitad de compromisos con Nuestra Belleza Latina y otros que debimos cancelar. Pero gracias a la mano de Dios, salimos bien.

Obviamente el accidente nos afectó, pero la mano de Dios siempre está presente hasta tal punto que, pese a perder el vehículo, perder mi conferencia en Los Ángeles, estar sin trabajar durante más de un mes, a partir de ese accidente vimos aumentar nuestras oportunidades. No sólo pude terminar mi compromiso con Univision, sino que salieron las campañas para Walmart con Copa América y Neutrogena. Además, pude también lanzar mis libros *Bikini Body* y *Ponte en Forma Cocinando con Ingrid Macher*, y lanzar mi polvo de proteína.

Como ves, cuando Dios nos cubre con su favor, aún en la calamidad siempre nos bendice con algo grande. Dios nos sorprende, pero sólo para bendecirnos abundantemente, siempre que nuestra fe esté puesta en Él.

ANCLAR NUESTRO BARCO DONDE QUEREMOS

A lo largo de mi vida, y especialmente estudiando programación neurolingüística (PNL), aprendí que el mayor problema que tenemos los seres humanos es no anclarnos correctamente. El anclaje es una técnica que nos ayuda a llegar a donde queremos, fijándonos emocionalmente en todo aquello que es un aporte emocional para lograrlo y no en lo que nos obstaculiza el propósito.

Imagina que nuestra vida es como un barco. Cuando quieres que el barco se detenga para estacionarlo en un lugar específico, pones un ancla y el barco se queda ahí. Si no la pones, el barco sigue avanzando sin rumbo, a la deriva. Eso es lo que muchas veces nos pasa en la vida, que decimos "hoy comienzo la dieta" y la dejamos para un mañana que nunca llega. Nosotras establecemos los parámetros hacia dónde queremos ir. Si nos anclamos en pensamientos negativos, en circunstancias negativas y en personas negativas, siempre vamos a estar atrayendo lo mismo.

En otras palabras, un anclaje es un recordatorio de todas las cosas positivas que nos ayudan a cambiar inmediatamente lo negativo. Cuando nos vienen situaciones o pensamientos negativos, inmediatamente podemos modificarlos en nuestra mente, recordándonos las metas que queremos lograr. Si te diste cuenta, al comienzo de este libro hay una serie de afirmaciones positivas que te sugiero que repitas cada día para recordarte que eres una mujer maravillosa, hermosa, grandiosa. Ése es el anclaje *De gordita a mamacita*, que creé especialmente para ti.

Cada día llegan a mi oficina decenas de mujeres, todas con el mismo problema y siempre enfocándose en lo negativo: "que la balanza no baja", "que he hecho demasiada dieta, ejercicio y sigo igual", "que no puedo dejar de comer esto o aquello", etc. Es que precisamente una de las cosas que más nos detienen a la hora de perder peso es que nos enfocamos demasiado en el número de la balanza y no somos capaces de mirar más allá, de ver los cambios en nuestro cuerpo, de ver cómo la ropa nos queda mejor, que tenemos más energía, que podemos levantarnos todos los días y logramos hacer más de lo que hacíamos antes. Dañamos todo ese progreso al enfocarnos sólo en lo negativo.

Además de tener a Dios como centro de mi vida y de trabajar arduamente, te puedo compartir con honestidad que la clave de mi éxito ha sido anclarme en ser positiva. Para mí ha sido vital el hecho de levantarme cada día con una rutina de afirmaciones positivas, de agradecimiento, de conexión espiritual con ese ser maravilloso que es Dios, al que amo con todo mi corazón. Pero además hacerlo con ese enfoque 100% positivo, teniendo un plan de acción y llevándolo a cabo.

Mi plan de acción consiste en levantarme cada día a las 4:30 de la madrugada, ir al gimnasio, hacer mis rutinas de pesas o cardiovasculares, comer cada tres horas, prepararme con anticipación los fines de semana y establecer los horarios con mi familia... Consiste además en atender a mi hija pequeña cada día antes de ir al colegio, llegar a mi oficina a las 8 de la mañana y trabajar haciendo lo que más me gusta: interactuar con mis seguidores, desarrollar mi marca, mis productos...

Mi plan contempla detener mi trabajo a las 5 de la tarde para ocupar nuevamente ese papel de esposa, de madre y de mujer que Dios nos ha dado y que es el más importante, pues se trata de estar presentes para guiar nuestro hogar.

Por eso es tan positivo tener un anclaje y tener una rutina en las mañanas que nos ayude a mantenernos enfocadas en nuestras metas. Tal como tu rutina de levantarte, vestirte para el gimnasio, alimentarte, etc., es importante tener ese momento para ti, en el que te conectas contigo misma, te recuerdas lo agradecida que estás por tener un día más de vida y dices frases afirmativas como: soy hermosa, puedo hacer todo lo quiero hacer el día de hoy, soy inteligente, soy talentosa, etc. Es absolutamente vital, especialmente cuando flaqueas. Ahí es cuando primero debes ir al anclaje *De gordita a mamacita* que te recuerda que debes seguir firmemente por el camino correcto y te recuerda tus metas: ser saludable, ser feliz y, sobre todo, te recuerda que puedes y vas a hacerlo. "Vas a comer saludable", "vas a ejercitarte", "vas a mirarte con amor". Estas simples afirmaciones te ayudarán a recordar que tienes que retomar el buen camino.

LLEGÓ EL MOMENTO DE BRILLAR

Te he revelado muchos de mis secretos. Te he abierto más que nunca mi corazón y mi vida. Tal como me ocurrió a mí un 1 de enero, llegó el momento de que sientas que se trata de ti y te pongas en primer lugar en tu lista. Que mires al cielo y busques la fuerza y la orientación que necesitas. Que estés consciente de que ese cambio físico que tanto deseas no puede ocurrir a largo plazo si no hay un cambio emocional y espiritual, pues toda belleza nace del interior. Es entonces cuando brillas.

No importa cuáles sean los deseos de tu corazón. Puede que quieras perder una libra, perder 20, bajar tu colesterol, revertir tu diabetes, tener una vida saludable o cualquiera que sea el sueño que tengas... Incluso,

¡ser otra Ingrid Macher, que recupera su vida y empieza una misión! ¿Por qué no?

Si tienes la confianza de que Dios ha puesto esa promesa en tu corazón, sin importar los obstáculos que se interpongan en el camino, sabes "anclarte" en esa promesa... No te dejas arrastrar por todo lo negativo, por todos los que te van a decir que no puedes, por todas las puertas que se van a cerrar, por la gente que te acosará o se burlará... Yo te aseguro que Dios te concederá esa promesa, porque no hay duda de que "todo es posible para el que lo cree".

1

¿CÓMO VENCER LA CULTURA DEL FRITO?

No podemos negar que, como latinos, nos enorgullece nuestra cultura y una parte fundamental de ésta es nuestra gastronomía. Todos coinciden en que la cocina criolla latinoamericana es un abanico único de sabores y colores. Es tan variada como sabrosa. Cada zona y cada pueblo aporta lo suyo, desde el extremo norte al sur, con ancestros precolombinos, africanos, españoles y el aporte migratorio que hemos tenido en los últimos siglos.

Es una gastronomía fascinante, con ingredientes y sabores tan diversos como sus resultados en cada platillo. Desde la bandeja paisa colombiana, los tostones o patacones, los maduros o amarillos, las masitas y chicharrones de puerco, arañitas y bacalaítos, alcapurrias y sorullitos de maíz, papas rellenas y mofongos... ¡Para chuparse los dedos! No importa el país, siempre podremos encontrar delicias como éstas que aparte del sabor, tienen otro elemento común: pertenecen a la cultura latina del frito.

La costumbre de freír alimentos para darles una textura crujiente y realzar su sabor es una práctica milenaria, datada en el siglo V a. C. Como buena latina que soy, no puedo negar que la comida frita es sabrosísima. Me crié en Colombia donde el plátano, los tostones y otra larga lista de manjares son parte de nuestro orgullo nacional. Pero por lo mismo, conozco los efectos que tienen en nuestra salud: hipertensión, problemas del corazón, obesidad, etc., etc. ¡La conozco de primera mano! Tal como conté en mi libro *Al rescate de tu nuevo yo*, en mi familia todos hemos sido víctimas de esta forma tan nuestra de comer y lamentablemente, hasta ahora, la única que ha logrado sobreponerse a sus consecuencias he sido yo.

Quiero animarte a romper ese ciclo nocivo para nuestro organismo. Puedes estar segura de que no estarás traicionando la identidad cultural ni acabando con tradiciones. Es simplemente una cuestión de prioridades. Pon en la balanza qué es lo más importante para ti: ¿Ese mundo de opciones culinarias que conoces desde siempre, con sus correspondientes consecuencias en salud e imagen, o una vida plena, saludable y sintiéndote mejor que nunca, gracias a una alimentación consciente? Tú eliges.

CONOCE MEJOR AL ACEITE

ACEITES HIDROGENADOS: un veneno en forma líquida. Este tipo de aceite no tiene valor nutricional y está lleno de contraindicaciones para la salud. Usualmente usado por su bajo costo y longevidad, tiende a contener grasas trans, las cuales están directamente relacionadas con problemas cardíacos y de colesterol alto. Está sobre todo presente en los aceites vegetales usados para freír y cocinar.

ACEITES RECALENTADOS: gran parte de los problemas de cáncer intestinal, como la gastritis entre otros, se deben al recalentamiento de los aceites que se usan para freír. Hay estudios que muestran que estos aceites reutilizados aceleran el proceso de coagulación de la sangre y generan moléculas tóxicas que pueden derivar en cáncer.

Muchas veces por economía, se usan una y otra vez. Sin embargo, a medida que se reutiliza, el aceite se va dañando y oxidando. Esto sucede en los restaurantes y puestos callejeros, donde se vuelve a usar el aceite ¡hasta por semanas! Atenta a este dato: lo máximo que se puede usar un aceite o grasa es dos ocasiones. Luego, hay que botarlo. Aquí el reciclaje no cabe.

Para saber si un aceite ya no se debe seguir usando, la primera señal es su color. Este producto suele tener un color dorado. Al freírlo una vez, puede quedar de un tono más oscuro. Si vemos que está muy oscuro y con partículas negras, la respuesta es una: a la basura. Esos trocitos de carbón se llaman bencenos y son altamente cancerígenos.

En caso de que te cueste abandonar las frituras de una vez, cuando quieras freír intenta usar **aceite de coco**, pues es el mejor para cocinar a altas temperaturas. Incluso, hay expertos que indican que es el único aceite que debería usarse para cocinar, ya que no se oxida al calentarlo. ¿Qué significa esto? Que al contrario de las otras grasas, no necesita enzimas del páncreas ni bilis para su proceso digestivo. Es especialmente recomendado para aquellas personas con problemas de hígado, digestivos o a quienes se les ha extirpado la vesícula biliar. Por si fuera poco, este aceite ayuda a evitar enfermedades cardiovasculares y es rico en ácido láurico con propiedades antibacterianas.

Luego está el **aceite de oliva**, otra alternativa saludable cuando nos referimos a aceites ya que disminuye el colesterol y es un buen proveedor de vitamina E. No es casualidad que la dieta mediterránea, una de las dietas más reconocidas en el mundo por estar entre las más saludables, cuente con el aceite de oliva como baluarte.

El más recomendado es el **aceite de oliva extra virgen** con denominación de origen; luego está el aceite de oliva virgen, aceite de oliva y finalmente de orujo de oliva. Eso sí, suele quemarse más rápido que los aceites vegetales o de girasol, porque es más vulnerable a altas temperaturas. La temperatura promedio a la que debe llegar está en un rango de 325-375 °F (163-190 °C). Con esta temperatura se obtienen los mejores resultados y los alimentos absorben entre 8 y 25% de la grasa. Por eso hay que ponerle mucha atención.

Para ser sincera, mi mejor consejo es desterrar para siempre de nuestra cocina el hábito de freír. Hay muchas maneras de cocinar con sabor y más saludables. Una alternativa fabulosa es preparar tus comidas al horno o a la parrilla. Mi favorita es al horno, ya que no sumerge tus alimentos en grasa y da a las comidas un doradito especial que sabe delicioso.

Más adelante te daré una lista de especias y algunas recetas sencillas que te pueden ayudar a cambiar el "chip" latino del frito por uno que mejore tu salud, te haga lucir mejor y sentirte como nunca, sin dejar de ser una latina de punta a punta.

2

CUIDADO: DIETA PARA DEPORTISTAS NO ES IGUAL QUE UN PLAN ALIMENTICIO SALUDABLE

Tal como te conté al principio de este libro, hace algunos años decidí retarme a mí misma y demostrar que no hay límite ni edad cuando nos proponemos algo. Quería llegar más lejos, no sólo con mi cuerpo sino también con mi fuerza de voluntad y determinación, por eso aposté por convertirme en competidora de *bikini fitness* a los 41 años y competir. Como te conté, en cuestión de meses logré subirme a una tarima y ganar tres exigentes concursos seguidos.

No puedo negar lo feliz que estaba. No sólo por ganar los trofeos, sino porque con esto logré demostrarme y demostrarte que todo se puede con disciplina, determinación y esfuerzo. Pero voy a ser realista y sincera: mi rol en esta vida no es subirme a una tarima para mostrar músculos, y seguramente el tuyo tampoco.

Te cuento esto porque para lograr ese ambicioso reto necesité un esfuerzo adicional de ejercicio y sobre todo nutrición. Lograr esa musculatura requiere de meses de alimentación estricta. Para que te hagas una idea, unos diez días previos a la competencia la comida consiste en seis raciones diarias de pescado blanco y espárragos.

Someter al cuerpo a esas exigencias tiene su costo en distintos aspectos. Tiene sentido siempre y cuando tú quieras, como yo, probarte o dedicarte a este deporte. Pero no es el estilo de vida de la mayoría de las latinas.

¿Por qué te digo todo esto? Porque quiero que estés consciente de que muchas veces las dietas que encuentras en las revistas, en Internet o que te recomiendan tus amigas están destinadas a deportistas de alto rendimiento o personas activas físicamente. Por eso, las recomendaciones de carbohidratos, proteínas y suplementos son más altas. Sin embargo, si tu vida es algo más sedentaria o de rutina, no necesitas comer de esa manera, sino encontrar ese punto de equilibrio y los hábitos alimenticios que cambien tu salud, tu cuerpo y tu vida, y que permanezcan en el tiempo.

EL MISTERIO DE LA PALABRA "DIETA"

La palabra dieta proviene del término griego "díaita" que significa "modo de vida" y se refiere a todos esos alimentos y productos que ingerimos de forma constante y que constituyen hábitos nutricionales, precisamente como parte de nuestro estilo de vida. Todos los humanos y todos los seres vivos tenemos un plan alimenticio específico.

Se acostumbra relacionar la palabra dieta a ciertos productos y cambios alimenticios que nos llevan a perder peso, pero no se limita a esto. Sin embargo, un plan alimenticio siempre es modificable de acuerdo con las necesidades y propósitos que tengamos. Por ejemplo, podemos cambiar nuestro plan alimenticio por una enfermedad, para aumentar de peso o bajarlo, para reducir el colesterol o el azúcar, para combatir una anemia o para mejorar el rendimiento físico, en el caso de los deportistas.

PLAN ALIMENTICIO PARA DEPORTISTAS

Tal como te comenté antes, cuando estaba compitiendo en *bikini fitness*, mi plan alimenticio era bastante específico y exigente en cuanto a proteínas, carbohidratos y grasas. Cada deporte tiene sus propias exigencias y necesidades pero, en general, sus programas alimenticios están orientados a ganar velocidad, energía y rendimiento.

La mayoría da prioridad a las proteínas magras con el propósito de conservar masa muscular y favorecer la pérdida de peso. También reducen calorías, y muchos disminuyen las grasas o consumen un mínimo de grasas saludables. Optan por hidratos de carbono, complejos de bajo índice glucémico como fuente de energía, entre otras exigencias.

PLAN ALIMENTICIO PARA ADELGAZAR

Obviamente son los planes de alimentación más utilizados, pues lamentablemente la mayor parte de la población sufre de exceso de peso. Consisten en una serie de pasos, alimentos y medidas que te ayudan a balancear la ingesta de calorías. Pero tal como lo explico en mi libro *Al rescate de tu nuevo yo*, en mis artículos, conferencias y cápsulas de You-Tube, el gran cambio en nuestro cuerpo y nuestra salud ocurre cuando logramos cambiar el "chip". ¿Qué quiero decir con esto? Cuando más allá de bajar esos kilos o libras extra, logramos mantenernos en el tiempo.

Por esto mi propuesta va mucho más allá de una dieta que parezca milagrosa y luego de unas semanas vuelvas a tu estado anterior o peor. Tomar conciencia, crear nuevos hábitos y mantenerlos es un proceso clave.

Comer sano de forma constante, comer seguido, hidratarse adecuadamente y mantener nuestra salud como una prioridad es el mejor camino para una vida plena por dentro y por fuera. Éste es el plan alimenticio que comparto contigo.

Seguir un buen plan alimenticio es fácil cuando tenemos las herramientas. En otras palabras, cuando sabemos cuáles son los grupos alimenticios y cuándo debemos comerlos. Por eso quiero retomar un poco estos conceptos de los que te hablo en mi libro *Al rescate de tu nuevo yo* para asegurarnos de seguir el camino hacia una vida saludable y feliz con el pie derecho.

LOS CARBOHIDRATOS: pese a su mala fama a la hora de perder peso, los carbohidratos son una parte fundamental de nuestra alimentación, ya que cumplen la función de proveernos de energía durante el transcurso del día. Es importante que sepas que no todos los carbohidratos son iguales y que tu cuerpo necesita de algunos carbohidratos para funcionar correctamente.

Limita el consumo de carbohidratos de almidón, como las harinas blancas, ya que no aportan mucho a tu alimentación y tienden a ser almacenadas en el cuerpo como grasa.

La buena noticia es que hay otro tipo de carbohidratos conocidos como carbohidratos resistentes que te ayudan a quemar grasa.

Debes tratar de comer por lo menos de diez a quince gramos de estos carbohidratos resistentes todos los días para perder peso.

- **Batata, boniato o camote:** lo puedes comer como acompañante y hasta de postre. Es bueno que después de cocinado se deje reposar y enfriar para que se haga aún más resistente a la descomposición en el momento de la digestión.
- **Pasta integral:** renunciar a la pasta es una de las cosas más difíciles al tomar la decisión de cambiar a una alimentación más saludable. Pero no tienes que sacrificar la pasta por completo, sólo cambia a pasta integral. Es más saludable y contiene carbohidratos resistentes.
- **Avena:** una buena opción es comenzar tu día con avena para el desayuno. Agrégale unos arándanos o una pizca de canela para darle sabor. La avena ayuda a mantener el nivel de glucosa estable y te mantiene satisfecha hasta el almuerzo. Media taza de avena te proporciona 4,6 gramos de carbohidratos resistentes.
- **Cebada perlada:** este alimento contiene 12% de almidón resistente y 43% es de digestión lenta.
- **Lentejas:** tienen la ventaja de ser muy económicas y al mismo tiempo son un almidón resistente. Se cocinan mucho más rápido que otros tipos de frijoles o granos.

- **Arroz integral (o salvaje):** tiene un alto contenido de almidón resistente y fibra. Es también muy económico y rinde mucho. Media taza de arroz integral te proporciona 1,7 gramos de almidón resistente.
- **Frijoles blancos:** comer frijoles ayuda a bajar el colesterol y reduce el riesgo de padecer enfermedades del corazón. Al igual que otros tipos de fibras, también previene que se eleve el nivel de azúcar en la sangre y por lo tanto ayuda a reducir el riesgo de diabetes.
- **Garbanzos:** los puedes comer solos o en sopas. Al igual que otras fibras, te ayudan a regular el sistema digestivo. También te proporcionan mucha proteína, lo cual te mantiene con mucha energía.
- **Quínoa:** tiene una textura similar a la del arroz y puede ser utilizada en muchos platos.

Una ventaja de los carbohidratos es que se conservan por largos períodos de tiempo en tu despensa. Esto hace que sean una excelente opción para incorporarlos y mezclarlos a tu plan de alimentación de verduras frescas.

Recuerda comer carbohidratos antes de las 6 de la tarde. Si los consumimos en momentos en que nuestro cuerpo necesita menos energía (es decir, por la noche), esto hará más probable que se almacenen en nuestro cuerpo en forma de grasa.

PROTEÍNA: cuando de perder peso se trata, la proteína es una de las armas más poderosas que debes tener en tu arsenal.

Es un nutriente esencial que tu cuerpo utiliza para mantener cada una de sus células. Aparte del agua, la proteína forma la mayor parte de tu cuerpo (tenemos alrededor de 16% de proteína en nuestro cuerpo). Es el elemento esencial que compone nuestros huesos, sangre, piel, músculos, cartílagos, cabello y uñas.

Nuestro cuerpo usa la proteína para fortalecer, reparar y mantener nuestros músculos y órganos sanos. Nos hace más fuertes y nos ayuda a desarrollar los músculos delgados y sexys, que nos hacen ver geniales.

Las proteínas están hechas de compuestos llamados aminoácidos. Hay 22 tipos de aminoácidos y el cuerpo los necesita todos para funcionar de manera apropiada. Estos aminoácidos se separan en dos grupos: esenciales y no esenciales.

Los ocho aminoácidos esenciales no pueden ser producidos por nuestro cuerpo, así que necesitamos proporcionárselos con la comida. Los 14 aminoácidos no esenciales se producen en nuestro cuerpo, siempre y cuando le proporcionemos los nutrientes correctos. Ambos grupos son importantes, tan importantes que en tu nuevo plan alimenticio vas a consumir alimentos ricos en proteína en cada comida.

Complementar tus rutinas de ejercicio con proteína es recomendable porque este tipo de alimentos contribuye al desarrollo de masa muscular. A medida que aumenta la masa muscular, podrás quemar más calorías, incluso cuando duermes o descansas. De esta manera la proteína le permite a tu cuerpo quemar más calorías durante todo el día.

Otro beneficio de la proteína a la hora de perder peso es que nos hace sentir satisfechos prolongadamente, ya que a nuestro cuerpo le toma más tiempo digerirla que otros alimentos.

Tienes que recordar que no todas las proteínas son iguales y que debes ser muy selectivo a la hora de escogerlas. Buenas fuentes de proteína animal son las carnes magras como pollo y pavo, los huevos, el pescado y los derivados lácteos como el yogur sin sabor. Recuerda que las mejores opciones son las carnes orgánicas o de la más alta calidad porque no contienen hormonas artificiales ni químicos. Además, tengo que añadir que yo no consumo ni recomiendo lácteos. Te sugiero que te mantengas alejado de la carne de animales como el puerco y la langosta. Este tipo de animales no tienen una manera efectiva de limpiar sus cuerpos, lo que hace que sus carnes no sean idóneas para el consumo.

Limita tu consumo de carne roja a una sola vez a la semana. Si bien puede que te encante, la carne roja es inflamatoria, grasosa y dañina para la salud, especialmente para el corazón. Trata de tener siempre una mezcla de carne y verduras en tus alimentos.

Una porción de proteína seguramente es mucho más pequeña de lo que crees, así que no pienses en comer un bistec con todas tus comidas. La mejor regla a seguir es el tamaño de tu puño.

Las porciones para otras fuentes no-animales de proteína son:

- 1 cucharada de mantequilla de almendras hecha en casa
- ¼ de taza de frijoles (frijoles negros, blancos o pintos)
- 1 taza de quínoa
- ¼ de taza de frutos secos y semillas, más o menos 12 almendras, 7 nueces o 24 pistachos
- ¼ de taza de arvejas, garbanzos o lentejas
- 2 cucharadas de humus
- ¼ de taza de tofu
- ¼ de taza de soja o edamames
- 1 onza de tempeh

Asegúrate de obtener también proteína de frutas y vegetales.

GRASAS SALUDABLES: otro mito que se dice por ahí es que cuando comes grasa, engordas. Tal como el mito de los carbohidratos, éste ha estado saboteando por años la pérdida de peso de las personas. ¡No es cierto!

Bueno, ¿de qué crees que está compuesto el cerebro? A lo mejor te sorprenderá saber que nuestro cerebro está compuesto de 2/3 de grasa y que necesita una dosis saludable de grasa para funcionar correctamente.

Sin las grasas apropiadas en nuestra alimentación, es difícil mantener un estado de ánimo saludable. Hay estudios que muestran que una alimentación baja en grasa está asociada al riesgo de depresión y hasta suicidio.

Las grasas juegan un papel importante, manteniendo la salud en los huesos, regulando el metabolismo y conservando en buen estado el sistema reproductivo.

Las grasas nos proporcionan energía y nos permiten absorber las vitaminas liposolubles A, D, E y K. Las grasas ayudan a mejorar el cabello, piel y uñas, mantienen nuestro estado de ánimo balanceado y nuestro cerebro funcionando correctamente.

Pero necesitas saber que no todas las grasas son iguales. Las grasas saludables nos traen los beneficios increíbles mencionados, pero las grasas no saludables pueden causar problemas en la salud.

Hay dos tipos de grasas: saturadas e insaturadas.

Las grasas saturadas son generalmente poco saludables y se encuentran en la mayoría de los productos animales. Estas grasas se pueden encontrar en:

- Cortes de carne altos en grasa (res, cordero, cerdo)
- Pollo con piel
- Productos lácteos enteros
- Mantequilla
- Queso
- Helado
- Manteca

El colesterol alto ha sido vinculado con el consumo masivo de estas grasas. Tener el colesterol alto puede provocar un ataque al corazón, infarto y apoplejía. En este nuevo plan de alimentación, vamos a limitar el consumo de grasas saturadas.

En cambio, vas a comer grasas insaturadas. Éstas son las que proporcionan todos los beneficios de los que hablamos anteriormente. La mayoría de las grasas insaturadas provienen de pescados y vegetales. Son esenciales para nuestra salud. Nuestros cuerpos no pueden producirlas naturalmente, por lo que deben ser proporcionadas a través de las comidas que consumimos.

Estas grasas saludables tienen un papel importante en la pérdida de peso, ya que nos mantienen saludables y funcionando apropiadamente.

Algunos ejemplos de dónde conseguir las grasas saludables:

- Aceite de oliva
- Aceite de linaza
- Aceite de coco
- Aguacate y nueces

FIBRA: ¿sabías que menos de la mitad de las personas consume la cantidad adecuada de fibra? La cantidad ideal de fibra que deberíamos incluir en nuestra alimentación diaria es de 20-35 gramos; la mayoría de las personas consumen menos de 14-15 gramos al día.

Comer la cantidad adecuada de alimentos ricos en fibra puede conducir a un estilo de vida más saludable. La fibra ayuda a controlar el peso y puede reducir el riesgo de sufrir de enfermedades como el cáncer de colon y la diabetes tipo 2. También puede desacelerar la acumulación de colesterol en las arterias y es uno de los recursos más efectivos para proteger el corazón.

Algunos alimentos deliciosos llenos de fibra:

- *Bran* **(trigo de sarraceno, arroz, avena):** en el desayuno, comer media taza de avena sin sabor. Para añadir un poco de sabor pero sin las calorías del azúcar, agrega una pizca de canela molida. El arroz integral (o salvaje) es siempre un gran recurso para un buen almuerzo antes de ir al gimnasio.
- **Chocolate negro:** una buena manera de matar esos deseos de dulce es comer un pequeño pedazo de chocolate negro que tenga entre 85 y 90% de cacao puro, es decir, que no sea dulce ni contenga manteca.
- **El lino y las semillas de sésamo:** para tomar un aperitivo delicioso, puedes añadir unas cuantas semillas de lino a tu fruta y yogur.

- **Edamame:** estos vegetales son un tentempié rico en fibra. Elije la versión baja en sodio y disfruta de una media taza entre el almuerzo y la cena.
- **Tomates secos (deshidratados):** añade sabor a tus sándwiches, sofritos o al pollo con estos deliciosos vegetales ricos en fibra.
- **Frutos secos (almendras, nueces, pistachos):** también contienen las grasas saludables necesarias para una buena alimentación. Se pueden comer con un poco de fruta o yogur para obtener las vitaminas y nutrientes necesarios en cada bocadillo.
- **Frijoles o granos:** añade al arroz integral (o salvaje) a algunos como los pintos, negros, blancos y las judías verdes. También se pueden mezclar estos granos con ajos asados, pimientos, hierbas y tomates secos para obtener una ensalada saludable, fresca y rica en fibra.

Si agregas poco a poco alimentos ricos en fibra a cada comida, llegarás a la meta de 30 gramos diarios fácilmente.

SUPERALIMENTOS: nuestro último grupo de alimentos es uno muy importante: los superalimentos.

Comer los alimentos adecuados puede marcar una gran diferencia en el ritmo de tu pérdida de peso. Afortunadamente, la naturaleza nos ha obsequiado con deliciosos superalimentos diseñados para desaparecer esa grasa poco atractiva y hasta peligrosa de nuestras células. Nuestro trabajo es solamente identificar estos alimentos e incluirlos en nuestro plan alimenticio.

- **Semillas de chía:** están llenas de antioxidantes, vitaminas, fibra, aceite omega-3 y minerales. Son una fuente completa de proteínas que proporcionan todos los aminoácidos esenciales y son fáciles de digerir. Una manera rápida, fácil y simple de obtener todos sus nutrientes es agregando 2 cucharadas de las semillas de chía a un vaso de agua o a los licuados de proteínas.

Las semillas de chía son uno de tus mejores aliados a la hora de perder peso, ya que son muy efectivas para controlar el apetito. Una manera de prevenir un apetito voraz es comiendo mucha fibra. Ahí es donde entran las semillas de chía. Son la mejor fuente de fibra del planeta, con 5 gramos en tan sólo una cucharada. Las semillas de chía se inflan cuando entran en contacto con el agua, lo que te permite sentirte más lleno por horas sin consumir muchas calorías.

- **Espirulina:** es un alga marina de color verde-azulado y es una de las cosas más saludables que puedas introducir en tu cuerpo. La espirulina está repleta de minerales, lo que la hace un magnífico ingrediente que el cuerpo absorbe rápidamente. Es increíblemente nutritiva, llena de proteínas, grasas esenciales, vitaminas y minerales. También es una de las mejores fuentes de proteínas en el planeta porque no sólo contiene tres veces la cantidad de proteína que dos libras de carne, sino que contiene los 8 aminoácidos esenciales (lo cual es raro para una planta).

- **Maca:** este superalimento proviene de una raíz peruana de la familia de la mostaza. Ha sido utilizada para uso medicinal, pero hará maravillas en tu salud en general. Es conocida por el incremento de energía que genera, mejora el estado de ánimo y el sistema inmunológico, lucha contra enfermedades y aumenta el deseo sexual. Tiene un sabor suave y delicioso a nuez. Viene en polvo y se puede utilizar para preparar licuados de proteínas ricos y nutritivos.

- **Acai:** esta pequeña baya está llena de antioxidantes que combaten la grasa. También contiene grasas saludables y aminoácidos esenciales. Al agregársela a tus licuados, postres o desayunos, te ayudará a mejorar tus niveles de energía, impulsar tu metabolismo y hasta nivelar tus hormonas.

- **Baya de Goji:** si quieres potenciar ese licuado, deberías agregarle unas bayas de Goji. Estas bayas son de color anaranjado-rojizo y provienen de un arbusto de China. Han sido consumidas por

siglos. Están llenas de antioxidantes y son conocidas por sus propiedades contra el envejecimiento.

- **Pimienta de Cayena:** cuando comes algo picante, te sientes mucho más satisfecha que cuando comes algo insípido. No tendrás
  que comer tanto para sentirte llena. Esta especia también acelera
  tu metabolismo, lo cual te ayuda a quemar grasa. La pimienta de
  Cayena además contiene capsaicina que ayuda a quemar calorías
  de 20 a 30 minutos después de haber comido.

- **Cúrcuma:** es conocida como la "reina de las especias" por sus propiedades antiinflamatorias y antioxidantes. Es famosa por sus
  propiedades para adelgazar y quemar la grasa. La cúrcuma estimula el flujo de la bilis en la vesícula biliar y contribuye así a una
  mejor digestión. Es un arma eficaz para quemar grasa abdominal
  porque reduce la oxidación y la inflamación en el interior de las
  células grasas.

- **Semillas de cáñamo:** todo el mundo sabe que para perder peso
  necesitas comer proteínas. La proteína te ayuda a mantenerte
  llena, alimenta a tus músculos y mantiene el metabolismo trabajando a su máxima potencia. Bueno, una de las fuentes más saludables de proteína se puede encontrar en las semillas de cáñamo.
  Esta proteína vegetal te proporciona todos los aminoácidos esenciales de forma fácil de digerir. También es una gran fuente de fibra
  y minerales como el magnesio, hierro, zinc y potasio.

EJEMPLO DE UN BUEN PLAN ALIMENTICIO
Desayuno #1
Carbohidratos + Proteína + Fibra Ejemplo: ½ taza de avena + tortilla de huevos + ½ taza de fresas
Merienda #2
Carbohidratos + Proteína + Fibra Ejemplo: galleta de arroz inflado + mantequilla de almendras + ½ taza de fresas
Almuerzo #3
Carbohidratos + Proteína + Fibra Ejemplo: ½ taza de arroz integral (o salvaje) + pollo a la plancha + vegetales verdes
Merienda #4
Proteína + Fibra Ejemplo: yogur griego sin sabor o yogur natural + frambuesas + 1 cucharadita de miel
Cena #5
Proteína + Fibra Ejemplo: pescado a la plancha + brócoli

3

¿Y AHORA QUÉ?
CÓMO MANTENERTE DELGADA DESPUÉS
DE HABER BAJADO DE PESO

Si bajar de peso es todo un reto, mantenerse puede ser todavía más complicado.

Cada día, cuando me siento a leer algunos de los cientos de miles de mensajes que me llegan a través de mis redes sociales, me impresiona que aún hoy en día, con todo el acceso a información que tenemos, sigamos tan desinformadas y frustradas por cómo ponerle punto final al "efecto yo-yo", ese sube y baja de peso que muchas padecen. Y tal como sucede en casi todas las áreas de nuestra vida, el problema mayor está en la manera en que enfrentamos los cambios. Vamos a ver por qué.

Para la mayoría de nosotras, nuestro peso es un tema bastante sensible pues tiene un gran impacto en nuestra autoestima. Así es que cuando nos vemos en el espejo y nos damos cuenta de que tenemos unas cuantas libras que perder, queremos solucionarlo lo antes posible. Para lograrlo, usualmente acudimos a las medidas más drásticas.

Por lo general, por más generosas que seamos con nosotras mismas, a la hora de la verdad sabemos que hemos comido mucho y por eso engordamos, así es que con frecuencia lo que hacemos simplemente es dejar de comer. En vez de utilizar el sentido común y la moderación, actuamos como si tuviéramos que recuperar el tiempo perdido lo antes posible. De esta manera, acudimos a las dietas extremas, donde la clave es restringir la ingesta de calorías.

No sólo dejamos de comer comida chatarra, sino que ¡dejamos de comer todo tipo de comida! Sólo comemos lo mínimo que necesitamos para sobrevivir. Al principio, esta fórmula funciona.

Como estamos consumiendo menos calorías, nuestro cuerpo comienza a utilizar la grasa almacenada como energía. Comenzamos a quemar esa grasa y podemos ver resultados tanto en la balanza como en el espejo. Es común perder entre dos y cuatro kilos en algunas semanas haciendo esto. Pero al final, nuestro progreso se estanca.

Y es que sólo podemos engañar al cuerpo por un tiempo. Nuestros organismos son máquinas increíbles que necesitan del combustible apropiado para poder funcionar. Cuando privamos al cuerpo de ese combustible al pasar hambre, no tiene otra opción que adaptarse para sobrevivir.

Como no le estamos proporcionando los nutrientes necesarios, entra en una especie de "modo pánico" y comienza a almacenar todo nutriente disponible. Entonces deja de quemar grasa para utilizarla como energía y comienza a aferrarse a esa grasa.

Yo sé que es difícil imaginar que la misma rutina de entrenamiento que te ha ayudado a deshacerte de esas libras de más durante semanas, de repente, deje de funcionar. Aunque sigues haciendo tu rutina con el mismo entusiasmo y dedicación que la primera vez, es como si de la noche a la mañana los ejercicios hubiesen perdido su poder para adelgazarte.

Si te encuentras en esta situación, quiero que sepas que no estás sola. Éste es un fenómeno completamente normal y se conoce como un período de estancamiento.

¿CUÁL ES LA RAZÓN DEL ESTANCAMIENTO?

Durante las primeras semanas de tu rutina de entrenamiento notarás cómo te vas quitando libras de encima rápidamente. Esto se debe a que cuando comenzamos a entrenar también comenzamos a prestar atención a las calorías que consumimos y reducimos nuestra ingesta calórica diaria. Por lo tanto, nuestro cuerpo quema el glucógeno (reservas energéticas que abundan en los músculos) almacenado para obtener energía.

Un dato importante sobre el glucógeno es que cada gramo de glucógeno tiene asociados alrededor de 3 gramos de agua. Cuando nuestro cuerpo quema el glucógeno para obtener energía, éste libera el agua que contiene. Esto resulta en una pérdida de peso significativa, proveniente en su mayor parte de peso líquido.

Después de algunas semanas tu metabolismo disminuye. Esto significa que quemas menos cantidad de calorías mientras haces el mismo ejercicio. Este estancamiento puede llegar a durar entre 2 y 3 semanas.

En ese momento, cualquier peso que perdamos proviene del músculo que se está deshaciendo.

¿Qué sucede entonces? Sin ese músculo tonificado que nos da figura, en vez de obtener ese cuerpo delgado y sexy que tanto deseamos, ¡terminamos más flácidas que nunca! Aunque nos estemos matando del hambre... ¡Terminamos viéndonos peor!

Yo también he pasado por allí y sé lo frustrante que puede ser. La buena noticia es que puedes seguir estos consejos para evitar el estancamiento, acelerar tu metabolismo y ponerlo a trabajar a toda marcha de nuevo:

VARÍA TUS ENTRENAMIENTOS. Si haces siempre los mismos ejercicios, lo más seguro es que te estanques más rápido que otra persona que practique diferentes rutinas de ejercicios todos los días. Variar un poco los ejercicios cuando entrenas un grupo muscular en específico o cambiar la velocidad, la intensidad o resistencia mantendrá a tu cuerpo activo y alerta. Es importante mantener a nuestro cuerpo "adivinando" y "sorprendido" con nuestras rutinas de ejercicios, ya que cuando se acostumbra a una rutina no vas a obtener los mismos efectos.

UNA COMIDA DE PREMIO POR SEMANA. Uno de los beneficios de esta comida es que aumenta la oxidación de grasa. Esto puede ser un efecto psicológico. Una comida de premio para recompensar tus esfuerzos te puede ayudar a mantener tu régimen. Te mantiene contenta y motivada para seguir trabajando duro para lograr tus objetivos. Fisiológicamente, puede acelerar tu tasa metabólica, ya que confunde a tu organismo. Recuerda que la clave es una sola comida de premio a la semana.

EVITA EL SODIO, BEBE AGUA Y COME FIBRA. Reduce tu consumo de sal (sodio), ya que provoca la retención de líquido y esto hace que aumentes de peso. Aumentar el consumo de agua te ayudará a eliminar el exceso de sodio y perder peso. Comer más fibra también te ayudará a adelgazar porque cuantos más alimentos ricos en fibra consumas, más peso perderás a través de la digestión.

ENTRENA CON PESAS. Crear masa muscular subirá tu TMB (tasa metabólica basal), lo que acelerará tu metabolismo y te ayudará a quemar más grasa. Esto se debe a que a tu cuerpo le toma más energía (calorías) mantener tus músculos, lo que hace que tu metabolismo se acelere incluso cuando duermes.

Los verdaderos resultados se derivan de encontrar el balance en nuestros hábitos alimenticios. Provienen de encontrar un plan alimenticio saludable que podamos seguir para siempre... que lo hagamos con gusto, con placer... sin sentir que estamos sufriendo al hacerlo.

Sí, tenemos que tomar decisiones saludables... Tenemos que mantenernos alejadas de las comidas chatarra la mayor parte del tiempo, así como optar por comidas integrales y naturales, carnes magras, frutas, vegetales y granos. Estas comidas deben formar la mayor parte de nuestro plan de alimentación. Son los fundamentos a los que debes acudir todo el tiempo si quieres un peso, un cuerpo y un estado saludables, porque es difícil equivocarse al comerlos.

Tienes que ser realista. Tienes que conocer tu cuerpo y ser honesta contigo misma. Si sabes que adoras el chocolate, entonces no lo elimines de un momento a otro, sin anestesia. Te hará sentir que te estás privando de todo y en vez de disfrutar de tus nuevos hábitos alimenticios, comenzarás a resentirlos. Ésa no es la actitud que debes tener.

¡REBAJAR Y PONERTE SEXY ES ALGO QUE TE DEBE ENTUSIASMAR!

No permitas que la negatividad se apodere de ti. Así es que si necesitas el chocolate para sentirte feliz... Entonces ¡cómelo! Como lo dije antes, se trata de tener un balance. No se trata de comer bien 100% de las veces. Se trata de conseguir un plan alimenticio para seguir en forma permanente. Esto se va haciendo más fácil cuando te permites tener una comida de premio: una comida a la semana en la que puedes disfrutar de tus alimentos favoritos. No importa las que sean.

Luego cuando hayas terminado y saques esos antojos de tu sistema se te hará más fácil comer saludablemente, sabiendo que tienes otra comida de premio en camino. Además, es una excelente manera de evitar que tu cuerpo se acostumbre. Al proporcionarle una comida llena de calorías una vez a la semana, lo alejas del modo de pánico y mantienes el metabolismo funcionando. Esta comida de premio es una increíble herramienta que debes utilizar para lograr tus metas.

Ahora que yo he logrado mi meta, me tomo todo un "día de premio". Ese día me relajo y como lo que quiera, y lo puedo hacer por dos razones: primera, porque estoy activa de forma permanente. Practico movimientos quemadores de grasa. Así es que las calorías extra que consumo en este día de premio son quemadas durante la semana. Segunda, 90% de las veces estoy comiendo sano. Una vez que el día de premio termina, no pienso en él hasta la siguiente semana y de esa manera me aseguro de comer saludablemente hasta entonces.

Si no has logrado tus metas, es mejor que sólo hagas una comida de premio a la semana. Luego, cuando estés contenta con lo que ves, puedes relajarte un poco.

Siempre y cuando te asegures de comer sano la mayor parte del tiempo, vas a obtener buenos resultados y los obtendrás sin sentir que vas sufriendo por la vida. Comienza a incorporar la comida de premio en la semana. Verás cómo es más fácil comer sano durante la semana. Estoy segura de que ayudará a mantener tu cuerpo y mente felices.

Lo más importante para mantenerte en ese peso ideal, una vez que lo obtienes, es tomar conciencia de que el cambio real está relacionado con un cambio de hábitos alimenticios y de actividad física. Con el peso no existen los milagros. Por más promesas que veas en televisión o en revistas, nuestro cuerpo responde a cómo lo mantenemos, al cuidado y cariño que le proporcionamos. La constancia a través del tiempo marca la diferencia.

De nada vale el esfuerzo de unos cuantos meses si nuestro estilo de vida vuelve a desordenarse una vez que termina ese período "de sacrificio". Mantenerse delgada depende de cuán consciente estés de tus prioridades. ¿Tu prioridad es tu salud? ¿Sentirte bien? ¿Lucir conforme a tus expectativas? ¿Ser un ejemplo para tu familia? Entonces pon esas prioridades en tu mente, escríbelas donde puedas verlas y conservarlas vivas a diario.

A lo largo de estas páginas me comprometo a proporcionarte la ayuda extra para que cuides esos detalles que quizás no has tomado en cuenta después de bajar de peso. Pero la decisión de ejecutarlos es tuya. No se trata sólo de un cambio físico, sino de un cambio interno que hará la diferencia en tu vida y del cual te sentirás orgullosa cada día. Eso te lo puedo garantizar.

4

ENGAÑA A TU MENTE
PARA NO COMER EN EXCESO

Cuando comes en exceso ingieres calorías innecesarias y, como consecuencia, aumentas de peso. Entiendo perfectamente que la idea de comer menos es más fácil decirla que hacerla, pero si en realidad quieres adelgazar y alcanzar tu máximo potencial de salud y capacidad física, comer las porciones adecuadas es clave. Y definitivamente factible.

Comer en exceso es sentir que no puedes ni respirar después de comer y realmente no obtienes ningún beneficio de eso. Lo único que pasa cuando comes en exceso es que aumentas el tamaño de tu cintura.

Recuerda que yo también pasé por eso y sé lo difícil que es, pero si lo pude hacer, estoy segura de que tú también vas a poder.

¿QUÉ ES LA SACIEDAD?

Saciedad significa sentirte llena y contenta después de comer, cuando la sensación de hambre desaparece. Aproximadamente le toma a tu cerebro unos 20 minutos recibir la señal de que ya estás satisfecha. Esto significa que comer en exceso no es siempre una acción que hacemos conscientemente, sino una mala interpretación de nuestro cuerpo. Estos sencillos trucos que voy a compartir contigo pueden evitar que comas en exceso y obtengas calorías innecesarias.

- **Disfruta del aroma:** lo creas o no, el simple hecho de oler aromas como vainilla, banana, menta y manzana te puede beneficiar en la pérdida de peso. Se ha demostrado que estos cuatro elementos pueden engañar a tu cerebro y hacerle pensar que estás satisfecha. Así que prende una velita, un incienso o rocía estos aromas por tu casa para asegurarte de comer cuando tu cuerpo en realidad lo necesite.

  Un estudio conducido por la Universidad Jesuita de Wheeling en West Virginia demostró que solamente con oler específicamente aceite de menta cada dos horas, puedes quemar 23 calorías en 5 días.

- **Siéntete satisfecha con grasa:** existen dos tipos de grasa, unas saludables y otras no. Las grasas no saturadas son las grasas saludables y las podemos encontrar en alimentos como los frutos secos, aguacates y aceite de oliva, entre otros. No es necesario que elimines todas las grasas de tu alimentación. Aunque puede que suene un poco contradictorio, los alimentos que contienen grasas buenas le mandan una señal a tu cerebro cuando ya estás satisfecha y, como resultado, no comes más de lo necesario para sentirte llena.

  Siempre ten presente que las grasas buenas te ayudan a sentirte satisfecha y las grasas malas te hacen aumentar de peso, así que elimina las grasas malas de tu alimentación y concéntrate en obtener a diario tu dosis de grasas buenas. Son esenciales para la digestión, la absorción y el transporte de vitaminas A, D, E y K y además permiten que el cuerpo tenga una sensación de saciedad.

- **¿Hambre o sed?:** lo más seguro es que cuando sientas hambre, en realidad estés deshidratada. Así que bebe mucha agua durante todo el día y antes de cada comida. Esto te ayudará a hidratarte y a la vez te sentirás más llena. De esta manera sólo comerás para ¡satisfacer tu hambre y no tu hambre y tu sed!

- Otro truco que te ayudará a comer menos, es **crear la ilusión que estás comiendo más**. Para esto utiliza platos más pequeños y así también podrás controlar el tamaño de tus porciones. Todos estos trucos para evitar comer en exceso son muy fáciles de hacer.

OTRAS MANERAS DE ENGAÑAR A TU CEREBRO PARA QUE TE SIENTAS SATISFECHA

¿Alguna vez te has preguntado por qué un plato de avena te hace sentir satisfecha, mientras que tienes que comer 3 o 4 donas para sentir el mismo efecto? Esto se debe a que diferentes tipos de alimentos tienen diferentes niveles de saciedad. La manera más sencilla de perder peso es comiendo alimentos que promuevan la saciedad. En otras palabras, si puedes comer alimentos que te mantengan satisfecha por más tiempo, vas a evitar comer en exceso en tu próxima comida y/o comer algo poco saludable.

A continuación encontrarás 8 maneras inteligentes y efectivas de evitar esos ataques de hambre y sentirte satisfecha después de cada comida. ¿Estás lista? ¡Vamos!

- **Condimenta tu comida.** El aroma y el sabor de las especias estimulan las glándulas salivales y el sistema digestivo. Cuando ingieres la comida, las especias inician una larga serie de reacciones bioquímicas que no sólo aceleran tu metabolismo, sino también le envían señales a la parte del cerebro que controla la sensación de saciedad. Saltear los vegetales con diferentes especias o agregar un poco de picante a una tortilla de huevo hará que la comida se sienta más gratificante. Un estudio demostró que agregar tan sólo media cucharadita de picante al plato de sopa de tomate de 25 personas hizo que consumieran 60 calorías menos y quemaran 10 calorías extra por sí solos.

- **Come una manzana todos los días.** Algunos estudios, como la investigación liderada por el doctor Bahram Arjmandi, del departamento de Nutrición de la Universidad de Florida, han demostrado que comer una manzana entera antes del almuerzo puede llegar a reducir tu ingesta calórica en 15%. La manzana es rica en fibra; además, cuando comes una manzana estimulas varios de tus sentidos. Lo crujiente de su textura, la variedad de sabores entre dulces y agrios, el tiempo y esfuerzo que toma masticarla, te obliga a que la comas con conciencia. De acuerdo con este mismo estudio, el jugo de manzana y la compota de manzana no produjeron los mismos resultados.

- **Reconoce cuándo te sientes satisfecha.** Muchas veces, no sabemos reconocer cuándo nos sentimos satisfechas. Buscamos señales externas para dejar de comer, como por ejemplo, comernos hasta el último bocado. En lugar de buscar las respuestas en el plato, debemos prestar atención a nuestro cuerpo. Además, recuerda lo que mencioné antes sobre el tiempo que el estómago se tarda en avisarle al cerebro de que ya está lleno. El intestino delgado libera una hormona llamada colecistoquina, la cual le indica al cerebro que el cuerpo está recibiendo nutrientes. Otra hormona llamada leptina, le informa al cerebro sobre las necesidades de nutrientes a largo plazo y el nivel general de saciedad basado en la cantidad de nutrientes almacenados en el cuerpo. Sin embargo, estas hormonas no son muy eficaces cuando comemos muy rápido. Entonces, en lugar de tragar los alimentos, mastica lentamente y disfruta de cada bocado. Luego de 15 o 20 minutos, si continúas sintiendo hambre, come un poco más.

- **Elimina los edulcorantes artificiales.** Los sustitutos de azúcar de cero calorías causan más daño de lo que te imaginas. Estudios han demostrado un vínculo entre las personas obesas y el uso de edulcorantes artificiales no calóricos como el aspartame, que se encuentra en la Coca-Cola *light*. ¿Por qué? Cuando tu cuerpo detecta alimentos, espera recibir calorías y cuando no las obtiene, hace que sientas antojos. Además, los edulcorantes artificiales son hasta 7 mil veces más dulces que el azúcar natural, lo que hace que tus papilas gustativas sean cada vez menos sensibles a estos edulcorantes de cero calorías. Así es que, si en realidad quieres una galleta, come un pedacito de una galleta de verdad, no la sustituyas con una imitación porque puede ser más dañina para tu salud.

- **Come grasas no saturadas.** Me refiero a la grasa saludable que se encuentra en alimentos como el aguacate, frutos secos y aceites vegetales. Estas grasas hacen que el proceso digestivo sea más lento; por lo tanto, puedes pasar mucho más tiempo sin sentir hambre. Se ha demostrado que los alimentos ricos en grasas saturadas como la carne pueden activar la leptina y la resistencia a la insulina. Dos hormonas que anulan nuestra sensación de hambre tras haber obtenido la ingesta energética diaria. Entonces, trata de alejarte de comidas ricas en grasas saturadas. Si vas a hornear, podrías cambiar la mantequilla por aceite de canola, ya que te ayudará a sentirte satisfecha.

- **Agrega semillas de chía.** Una investigación demostró que el grupo de personas que comía panecillos con semillas de chía se sentía más satisfecho o lleno que el grupo que comía panecillos sin estas semillas. Esto se debe a que el proceso de absorción de las semillas de chía tarda mucho más. Manteniendo así tu nivel de insulina balanceado, previniendo aumentos o disminuciones repentinas de azúcar en la sangre.

- **La clave está en la variedad.** En vez de comer un gran plato de pasta, agrégale vegetales salteados y un trozo de carne magra. Cuando agregas una gran variedad de alimentos bajos en calorías, engañas a tu cerebro para que piense que estás comiendo una comida grande, lo cual promueve la sensación de saciedad.

- **Mucha vitamina D.** La deficiencia de vitamina D reduce la secreción de leptina, una hormona que avisa al cerebro que las células grasas están llenas. Cuando, por falta de leptina, tu cerebro no sabe que se ha cumplido la ingesta calórica del día, eres más propensa a comer en exceso. Incrementa tu nivel de vitamina D comiendo pescados como el salmón, tomando suplementos o mejor aún, tomándola directamente del sol.

5

HIPOTIROIDISMO...
EL TRAICIONERO Y SILENCIOSO MAL

Las preguntas más frecuentes que recibo en mis redes sociales, mi página y los programas a los que me invitan tienen que ver con problemas de la tiroides. Muchas personas, como quizás te pasa a ti, se desesperan y pierden las ganas de seguir batallando contra el peso cuando, por más esfuerzos que hagan, por más que cuiden la alimentación y se ejerciten, no ven resultados. Y es que, en la mayoría de estos casos, existe algo que no está funcionando bien en nuestro cuerpo: la tiroides.

Es uno de los grandes enemigos silenciosos y para muchas va aún más lejos, pues habría llegado a convertirse en una "epidemia" silenciosa; me refiero a la tiroides y todos sus desajustes como hipotiroidismo, hipertiroidismo y la enfermedad de Hashimoto, tiroiditis o hipotiroidismo autoinmune. Poniéndolo en números, se estima que hay más de 300 millones de personas que sufren algún tipo de trastorno de tiroides en el mundo, de acuerdo a un artículo publicado por la revista *Vanguardia* de Colombia. Algunos indican que, en promedio, 10% de la población mundial sufre de problemas con la tiroides, especialmente adultos mayores y mujeres. Afecta a unos 15 millones de hombres y 30 millones de mujeres sólo en Estados Unidos. Mientras en países como México no existen estadísticas a nivel nacional, pero según datos del Hospital Nacional (según un artículo de la publicación *La Jornada*, de la UNAM) en 2013 se daban en promedio mil consultas mensuales relacionadas a esta glándula. En Colombia ocurre algo similar, aunque no existen estudios a nivel de país; en regiones como Armenia han realizado algunos que demuestran alrededor de 18% de presencia de problemas, especialmente en mujeres. En Argentina se estima que la padecen más de 2 millones de personas. Según los especialistas en la enfermedad, después de un problema de tiroides que sufrió la expresidenta Cristina Kirchner se creó más conciencia del trastorno entre la población de ese país.

Unos 20 mil casos de hipotiroidismo se convierten anualmente en cáncer de tiroides. Mientras que, en términos de porcentaje, 4,6% de la población de Estados Unidos sufre de hipotiroidismo, los expertos están convencidos de que el número es muchísimo mayor, con millones de casos aún sin diagnosticar o con un diagnóstico equivocado.

¿DE QUÉ SE TRATA?

La tiroides es una glándula con forma de mariposa que se ubica en el cuello, justo encima de la clavícula. Su función es producir dos tipos de hormonas tiroideas: la T3 (triiodotironina) y la T4 (tiroxina). Estas hormonas regulan la forma en que el cuerpo usa y almacena energía, y contribuyen a que distintos órganos como el cerebro, el corazón y los músculos, entre otros, funcionen correctamente. También regulan otras funciones glandulares que a su vez intervienen en la digestión y el metabolismo. Se le considera la glándula maestra de la función hormonal.

Trastornos más comunes:

BOCIO: la glándula tiroides crece más de lo normal.

HIPERTIROIDISMO: aumento del funcionamiento de la glándula tiroides, lo cual genera también que aumenten los niveles de hormonas tiroideas (T4 y T3) en la sangre. Este aumento provoca asimismo una aceleración del metabolismo del organismo, que se altera por completo. Entre sus síntomas más comunes está la pérdida de peso, falta de concentración, hiperactividad, leves temblores, cambios de humor y, en algunas ocasiones, se produce un aumento en la glándula tiroides (bocio), lo que provoca algunas molestias al tragar, pero esto no ocurre siempre que existe el trastorno. El hipertiroidismo afecta aproximadamente a 1% de la población, especialmente a mujeres entre 30 y 40 años.

HIPOTIROIDISMO: conocido como insuficiencia de hormonas tiroideas, que son las que ayudan a que el oxígeno llegue a las células y son esenciales para la producción de energía del cuerpo. Podemos comparar la tiroides con una llave maestra que activa las células y las mantiene cumpliendo sus funciones. Cada célula en el cuerpo tiene receptores para la tiroides.

Podemos decir que la tiroides es como el engranaje o sistema principal de un sofisticado aparato. Es quien lleva las riendas del metabolismo y la energía. Por lo tanto, cuando la tiroides no funciona bien, todo se ve afectado: la capacidad para procrear, el peso, la salud mental, riesgo de enfermedades cardíacas, etcétera.

Las hormonas tiroideas trabajan y tienen que ver con todos los órganos: cerebro, tracto gastrointestinal, sistema cardiovascular, metabolismo óseo, de los glóbulos rojos, de la glucosa, metabolismo de las proteínas y la regulación de la temperatura corporal, así como la vesícula biliar y los riñones, entre los principales. Si la tiroides baja su ritmo, se produce un efecto dominó, pues todos los demás órganos y sistemas del cuerpo también bajan la marcha. Para muchas mujeres, disturbios tales como la perimenopausia y la menopausia, la maternidad o períodos de estrés prolongado o desequilibrios emocionales, físicos o mentales pueden contribuir a desarrollarlo.

EL HIPOTIROIDISMO Y SUS SÍNTOMAS

El hipotiroidismo puede manifestarse de formas diferentes y, lamentablemente, su mal diagnóstico se debe a que la mayoría de sus síntomas pueden ser asociados con un sinfín de otros problemas. Se puede sufrir de hipotiroidismo como tal, o bien de una función lenta de la tiroides. Es una condición más frecuente de lo que se piensa. Aunque muchos lo crean así, el hipotiroidismo no significa necesariamente problemas de sobrepeso. Hay personas delgadas que lo padecen, pero ciertamente el número es menor. En ocasiones las personas delgadas comienzan a ganar peso sin razón aparente, sin cambiar su plan alimenticio o el ejercicio. Esto puede estar pasando porque la tiroides ha sufrido un revés y aletarga el metabolismo.

Veamos algunos de los síntomas más comunes del hipotiroidismo:

- Cansancio excesivo
- Dificultad para levantarse de la cama
- Pérdida de cabello
- Frío incluso en temperaturas cálidas
- Aumento de peso sin explicación, incluso con buena alimentación y ejercicio
- Desequilibrio hormonal
- Problemas digestivos como estreñimiento
- Retención de líquido
- No dormir bien

La manera más usada para diagnosticar el hipotiroidismo es a través de pruebas de sangre. Sin embargo, son muy limitadas. Según expertos en medicina holística, muchos médicos endocrinólogos utilizan rangos distintos como referencia para definir si existe hipotiroidismo. Por ejemplo, algunos se basan en un rango de hormona estimulante de la tiroides (TSH) en la sangre de 5,0 y otros 10,0.

Algunos expertos en medicina alternativa prefieren sumar a los resultados de la sangre una prueba de la temperatura del cuerpo. Para eso, enseñan a sus pacientes a tomarse la temperatura durante tres días seguidos, con un termómetro regular y a primera hora de la mañana, antes de ir al baño. Se debe mantener el termómetro bajo la axila por unos 15 minutos y luego anotar la lectura. A los tres días, sumar las cantidades y sacar el promedio. Si la temperatura promedio es inferior a 97,8 grados Fahrenheit, lo más probable es que se esté sufriendo de hipotiroidismo.

Según el doctor Datis Kharrazian, autor del libro *Why Do I Still Have Thyroid Symptoms When My Lab Tests Are Normal?* (¿Por qué aún tengo síntomas de problemas de tiroides si mis exámenes de laboratorio son normales?), 90% de los casos de personas con hipertiroidismo sufren el mal de Hashimoto. ¿No es lo mismo? Pues no, aunque están relacionados.

La llamada enfermedad de Hashimoto es una condición autoinmune, lo que significa que el sistema inmunitario, que es el encargado de proteger el cuerpo y combatir enfermedades, produce anticuerpos que atacan la glándula tiroides. En este caso, la tiroides deja de producir suficientes hormonas tiroideas, lo que desencadena en hipotiroidismo. Es un proceso similar al de la soriasis o la artritis reumatoide, en el que a partir de un desbalance del sistema inmune el cuerpo ataca a la piel o en el segundo caso, a los huesos.

¿QUÉ PROVOCA EL HIPOTIROIDISMO?

Se cree que una de las causas que detonan el mal funcionamiento de la glándula tiroides es la deficiencia nutricional, especialmente de yodo. Existen varios minerales que son esenciales para el buen funcionamiento de la tiroides, pero la presencia adecuada de yodo es primordial y de acuerdo a la Asociación Americana de la Tiroides esta deficiencia sería la causante de 15% de hipotiroidismo en las mujeres de Estados Unidos.

El trabajo de la tiroides es absorber el yodo y combinarlo con el aminoácido tirosina. Luego convierte esta combinación de yodo y tirosina en T3 y T4. La T4 es mayormente inactiva y la T3 tiene el mayor impacto en nuestra salud y bienestar. Pero para que funcionen bien, ambas deben estar a los niveles apropiados.

Además del déficit de yodo y el déficit nutricional en sí, hay otros aspectos que pueden influir:

- Disfunción de glándulas adrenales
- Exposición a toxinas, como pesticidas y plásticos (en el siguiente capítulo hablaremos de esto)
- Exposición a metales pesados como mercurio
- Estrés y desbalances hormonales
- Inflamación sistémica

¿QUÉ HACER FRENTE A ESTE MAL?

Por supuesto que antes de tomar cualquier acción, como cambio de alimentación, tratamientos alternativos, etc., debemos acudir a un especialista o médico de cabecera para que nos remita con uno. Sin embargo, mi experiencia y la que veo con cientos de personas que acuden a mí, me ha demostrado que normalmente la primera respuesta de la medicina tradicional es recetar algún medicamento que si bien puede (o no necesariamente) curar, también implica una lista de contraindicaciones y daños colaterales.

La opción que más están usando millones de personas alrededor del mundo es optar por especialistas holísticos como Jill Grunewald, quien además es experta en el sistema hormonal. Es graduada del Institute for Integrative Nutrition de Nueva York, miembro de American Association Of Drugless Practicioners y de la Minnesota Natural Coalition, así como certificada por la Dra. Sara Gottfried como profesional y licenciada del

Programa de Balance Hormonal Natural. Su libro electrónico *Fire Your Thyroid* ("Enciende tu tiroides") es una excelente fuente de referencia y punto de partida para entender realmente cómo funciona la tiroides.

La otra opción aún más global y defendida también por Grunewald y expertos como los de la Sociedad Española de Endocrinología y Nutrición (SEEN), es acudir a la naturaleza, volver a lo elemental y nutrir al cuerpo como corresponde para que se produzcan las hormonas tiroideas. ¿Cuál es la idea? ¡Regresar a la raíz! Volver al consumo de frutas, vegetales de estación y locales que ayuden a disminuir la posibilidad de uso de GMO (siglas en inglés de organismo modificado genéticamente), consumir alimentos enteros, complementar con suplementos naturales... En fin, volver a la vía natural, cuyos resultados pueden ser algo más lentos, pero más consistentes a largo plazo.

¡Nutrir la tiroides puede ser la mejor inversión del mundo para ti! Todas las hormonas, órganos y el sistema endocrino se verán beneficiados.

Incluso bajo un tratamiento convencional, nutrirnos adecuadamente será la puerta de salida a los problemas de tiroides. Aprender cómo mantenernos bien nutridas, nos hace más saludables, con más energía y con el metabolismo en acción. En síntesis, aprender a comer puede ser la salida a más de uno de tus problemas.

Desafortunadamente, el estilo de vida que llevamos especialmente quienes vivimos en Estados Unidos, bajo mucho estrés, horas y horas sin comer, para luego calentar algo en el microondas y comerlo sin siquiera prestar atención a lo que estamos ingiriendo, no es la mejor forma de mantenernos saludables. Al contrario, es la vía contraria.

Uno de los principios que promuevo en mis libros, redes sociales, mi página, charlas, etc., es comer lo más orgánico posible. Está más que demostrado que los químicos con los que se producen, procesan e, incluso, limpian vegetales y frutas, así como todo aquello que se utiliza para conservar "frescos" los alimentos enlatados o procesados, produce un deterioro de nuestros órganos, desajuste hormonal, disfunción intestinal, etcétera.

Los alimentos orgánicos y un plan alimenticio equilibrado son la base de un sistema endocrino completo. Los alimentos integrales no están excesivamente procesados y además contienen vitaminas, minerales y fitonutrientes que nuestro cuerpo necesita.

ALIMENTOS QUE MEJORAN LA FUNCIÓN DE LA TIROIDES

MACRONUTRIENTES. En esta categoría caben los hidratos de carbono, grasas y proteínas. Para que una tiroides funcione bien necesitamos recibir una buena cuota de grasa y proteína. Ambos son macronutrientes en los que debemos concentrarnos y, en tercer lugar, los hidratos de carbono.

PROTEÍNAS. Oímos hablar mucho de la proteína, pero en el fondo desconocemos cuán importante es. De hecho, es fundamental cuando se trata de la salud de nuestra tiroides. Su carencia aletarga al metabolismo. La proteína contiene tirosina, el aminoácido que unido al yodo produce T3 y T4 y ayuda a su conversión. Éstas son elementales para transportar la hormona tiroidea por el sistema sanguíneo y de ahí a todos nuestros tejidos. Por lo tanto, comer la cantidad de proteína correspondiente en cada comida del día ayuda a mejorar nuestro metabolismo. Además, cuando la tirosina se encuentra en niveles bajos, hay tendencia a la depresión.

¿Dónde encontramos proteína? En huevos, pescados, carnes blancas, nueces, leguminosas, quínoa, así como suplementos de proteína. Aunque hoy en día hay muchas personas que se suman al estilo de alimentación vegano, recomiendo incorporar ciertas proteínas animales. Éstas ayudan a mantener el organismo lleno de energía, con una sensación de saciedad más duradera que ayuda a mantener los niveles de azúcar más estables, entre otras cosas.

Sin un conocimiento completo de nutrición, es muy fácil que quienes optan por el estilo de vida vegano tengan marcados episodios de baja de energía. Entonces recurren a fuentes de cafeína o azúcar para nivelarse, que terminan perjudicándoles más. Hay especialistas poco proclives a recomendar este tipo de alimentación cuando se tiene problemas de hipotiroidismo, pues aseguran que es más difícil tratarlos.

GRASAS. Las grasas consideradas "buenas" no nos hacen engordar. Contrario a lo que muchos piensan, un plan alimenticio sin grasa o bajo en grasas puede ser tanto o más dañino que uno alto en grasas trans y, además, debilitará el sistema inmune y hormonal. Las grasas saludables y el colesterol son necesarios para la energía y la producción de hormonas. De hecho, el colesterol es el precursor de nuestro sistema hormonal. No incluir suficiente grasa saludable en tu plan de alimentación puede causar o agravar un desequilibrio hormonal, incluyendo las hormonas tiroideas.

Hay fuentes de grasas saludables como aceitunas, aceite de oliva, aguacates, productos lácteos libres de antibióticos y enteros (sí, con toda la grasa, no descremados), manteca, aceite de coco y productos derivados del coco, semillas de linaza, pescado y nueces, entre otras cosas.

Los expertos han observado un aumento de problemas de infertilidad, abortos involuntarios, fatiga adrenal y de tiroides desde hace tres décadas, precisamente cuando comenzó la obsesión por las dietas bajas o sin grasa. El colesterol es un precursor de la vitamina D, una importante vitamina liposoluble necesaria para la salud de los huesos y el sistema nervioso, el crecimiento adecuado, el metabolismo mineral, el tono muscular, la producción de insulina, la reproducción y la función del sistema inmune, entre otros. Por lo tanto, "demonizarlo" no ayuda en nada.

HIDRATOS DE CARBONO. Los carbohidratos son otros que suelen estar en las listas negras. Obviamente casi siempre son mirados como los grandes enemigos, especialmente si se tiene algunas libras de más, un problema común entre quienes sufren de hipotiroidismo. La primera medida que se toma entonces es reducir la cantidad de carbohidratos. Tremendo error, pues contrario a la creencia, un plan alimenticio bajo en carbohidratos es una pésima elección para quienes sufren del problema. Los carbohidratos, entre otras cosas, ayudan a generar energía y regulan la temperatura del cuerpo, una de las manifestaciones de este problema.

Los carbohidratos y especialmente la glucosa son combustibles vitales para el funcionamiento adecuado de muchos órganos del cuerpo. Existe una infinidad de estudios que demuestran que la bajada drástica de carbohidratos genera cuadros depresivos, molestia y enojo, entre otros síntomas. Esto ocurre porque al ingerir menos carbohidratos disminuye la producción de serotonina, un neurotransmisor que colabora para estar alertas, en calma y con buena actitud.

¿Dónde está el truco entonces? Bueno, el punto es saber escoger entre carbohidratos simples y carbohidratos complejos. Obviamente, escogiendo estos últimos. Para más información, te recomiendo que busques mi libro *Al rescate de tu nuevo yo*, donde encontrarás información sobre los carbohidratos.

El neurólogo David Perlmutter, miembro del Colegio Estadounidense de Nutrición, asegura en su libro *Grain Brain* que los carbohidratos simples o refinados constituyen uno de los enemigos silenciosos de nuestro cerebro. De acuerdo a su tesis, los alimentos procesados a base de harinas refinadas, arroz y azúcar serían los responsables de problemas como cefaleas, déficit de atención, hiperactividad, depresión y otros aún más graves como epilepsia y Alzheimer. Esto porque el gluten sería el responsable de la inflamación del cerebro y sus consecuencias sobre el sistema nervioso.

El físico, ingeniero y graduado en Periodismo Científico de la Universidad de Columbia, Gary Taubes, en sus libros *Why We Get Fat* y *Good Calories, Bad Calories*, expone que la obesidad no se trata sólo de comer más de lo que necesitamos, sino de que consumimos demasiados carbohidratos y azúcar que disparan la insulina en la sangre. Según él, la clave está en eliminar los carbohidratos simples y el azúcar.

En general, lo que sucede con los carbohidratos simples es que se procesan rápidamente y corren hacia el sistema sanguíneo, causando un aumento en los niveles de azúcar que obliga al páncreas a procesar mayor cantidad de insulina. Ésta eleva la cantidad de azúcar y dispara la hipoglicemia, provocando una sensación de falta de energía y un hambre voraz que nos mueve a buscar cualquier cosa para satisfacerla. Si permanecemos en este circuito loco, el cuerpo se convence de que está en una montaña rusa y vive en ese proceso de sube y baja. ¿Qué pasa con la tiroides? Pues que vive en constante estrés, el cual detesta, porque es como mantener al organismo en alerta permanente.

Los carbohidratos complejos, en cambio, eliminan este sube y baja de azúcar en la sangre. Los granos enteros, las frutas bajas en azúcar y vegetales, por ejemplo, requieren más tiempo para ser procesados por el sistema digestivo. Por lo tanto, mantienen más estables los niveles de azúcar y al metabolismo en funcionamiento, quemando grasas.

Existen micronutrientes y minerales que también son muy importantes para un buen funcionamiento de la tiroides. Las más importantes son las vitaminas A, D, complejo B, ácidos grasos como omega-3, selenio, zinc, yodo y cobre. Aunque normalmente su disminución no es la causa del hipotiroidismo, cuando no están en la cantidad suficiente, los síntomas pueden aumentar.

El yodo, por ejemplo, se absorbe a través de las células ubicadas en la tiroides, y para muchos especialistas el hipotiroidismo es una deficiencia de este mineral. Para ayudar a mantener niveles saludables de yodo, los vegetales de mar pueden ser una excelente fuente no sólo de este mineral, sino también de calcio, magnesio, hierro, fósforo, potasio, sodio, cobre, entre otros. Es importante que cuando sumes productos marinos a tu alimentación, evites suplementos con yodo, pues tanto la escasez como el exceso son nocivos.

Es importante recalcar que debemos mantener el balance de las hormonas de todo el organismo y no sólo las relacionadas directamente con la tiroides.

Nuestras hormonas trabajan como un relojito, cada una de ellas hace una función en particular que permite que todo el sistema marche a la perfección.

5 ALIMENTOS PARA BALANCEAR LAS HORMONAS

Aquí te comparto estos alimentos que serán tus armas secretas para balancear tus hormonas y facilitarte la pérdida de peso.

LINAZA. Ya me has escuchado hablar maravillas de este ingrediente pero, ¿sabías que consumir linaza es una excelente manera de aumentar tus niveles de estrógeno? Esto lo hace un aliado perfecto para nosotras, las mujeres. Es muy sencilla de incorporar a tus comidas y bebidas.

Adicionalmente, la linaza es una gran fuente de omega-3, lo que te ayudará a mantener la buena salud cardíaca y beneficia la pérdida de peso natural.

FRIJOLES. Tienen un contenido relativamente alto de fitoestrógenos (en otras palabras, estrógenos naturales). Nuestros cuerpos los digieren lentamente debido a su alto contenido de fibra y ayudan a mantener saludables los niveles de azúcar en la sangre.

GUISANTES. Aumentan los niveles de estrógeno en el cuerpo y disminuyen los síntomas de la menopausia. Están repletos de nutrientes y minerales como el hierro, potasio, vitamina C y fitoestrógenos.

SEMILLAS DE SÉSAMO. Estas semillas son una buena fuente de lignanos y fitoestrógenos. Son fáciles de añadir a tus comidas y puedes consumirlas también en forma de aceite.

GARBANZOS. Estos deliciosos granos contienen fibra y proteína, lo que hace que tengamos una sensación de llenura durante horas luego de comerlos. Además, aumentan los niveles de estrógeno en el cuerpo, ya que también son una fuente natural de fitoestrógenos.

AGUA Y MÁS AGUA

Soy fanática número uno del agua y muchas de ustedes lo saben. En mis páginas *quemandoygozando.com*, así como en *adelgaza20.com* y en mis redes sociales siempre las exhorto a beber agua pura. Comento la importancia que tiene esto para bajar de peso e, incluso, hace un tiempo las animé a aceptar el reto del galón de agua para motivarlas. Para nuestro cuerpo el agua es un elemento vital. Mantenernos hidratadas a lo largo del día es fundamental para el metabolismo y para todos los procesos regenerativos del organismo. Ahora, es importante tener en cuenta que hay que beber agua entre comidas y no junto con las comidas, pues diluye las enzimas e impide la correcta asimilación de los nutrientes de los alimentos.

En el caso de los problemas de tiroides, esta glándula puede provocar la retención de agua y que el cuerpo se hinche aun cuando no estés bebiendo más de la cuenta. Incluso no beber lo que el cuerpo requiere puede ser peor, ya que la deshidratación dificulta el funcionamiento adecuado del metabolismo. Es importante que tengas en cuenta que algunos elementos contenidos en el agua, como el flúor y el cloro, que se usan para hacerla potable, también pueden interferir con la tiroides. Para evitar esto se recomienda utilizar algún sistema de filtro que disminuya estos elementos químicos.

GOITRÓGENOS, SALUDABLES PARA UNOS...
¿ENEMIGOS PARA OTROS?

Existen muchos alimentos, vegetales y frutas, que si bien están en la lista de sustancias recomendables para la mayoría de las personas, para quienes padecen o tienen problemas de tiroides suelen aparecer simplemente como prohibidos. Se llaman goitrógenos y entre ellos se encuentran:

soja, brócoli, espinaca, coles de Bruselas, coliflor, acelga, duraznos, maní, fresas.

Hasta el momento, el consenso es que el problema surge al comerlos crudos, pero que al cocinarlos se inactivan sus componentes goitrogénicos o bociogénicos, supuestamente supresores de la tiroides. Si se consumen crudos, en general recomiendan no más de una ración a la semana. Sin embargo, hay nueva información que pone en tela de juicio esta visión negativa de los goitrógenos.

Jill Grunewald ha recopilado la más actualizada información sobre el tema y asegura que, contrario a lo que se pensaba, 97% de las personas con hipotiroidismo puede comer tranquilamente los llamados alimentos "bociogénicos". No existe evidencia científica contrastada para apoyar lo contrario. La investigación está demostrando que esto es un mito y sólo son un problema potencial para los que tienen deficiencia de yodo, pero no un activador de la enfermedad.

EL DILEMA DE LA SOJA

La soja es uno de los alimentos más controversiales. El mayor problema que existe es que hoy por hoy, por más etiquetas que le pongan, no existe en el mundo una soja libre de GMO que esté garantizada. Se dice también que la soja bloquea la digestión de proteína y contiene bociógenos que suprimen la función tiroidea. Además, se ha demostrado que dos tazas de leche de soja al día tienen la misma cantidad de estrógenos que una píldora anticonceptiva.

Para algunos expertos en alimentación holística, la mejor manera de consumirla, y con moderación, es fermentándola a través de un proceso en el que se mezcla con levadura y bacterias, que la hacen más digerible. De hecho, en países asiáticos, donde la soja es parte fundamental de la alimentación, no suelen tener problemas de ningún tipo, puesto que este grano es sometido a fermentación antes de consumirlo. Por lo general, yo prefiero no correr riesgos y eliminarla de mi alimentación y del plan alimenticio de mis clientas. Hoy en día existe un abanico de opciones para reemplazarla, como la leche de almendra, arroz, avena, linaza y coco, entre otros.

DUPLA PELIGROSA: AZÚCAR Y CAFEÍNA

Una de las lecciones más importantes que podemos aprender no sólo para evitar o disminuir problemas de tiroides, sino para vivir una vida saludable a largo plazo, es mantener estables nuestros niveles de azúcar y evitar esa eterna montaña rusa en nuestro cuerpo. Cuando se tiene problemas de tiroides como hipotiroidismo y fatiga adrenal, es imprescindible alejar de nuestra vista esa mezcla de cafeína, azúcar y carbohidratos refinados.

¿Cómo funcionan en el organismo? Lamentablemente, cuando la gente siente esa sensación de fatiga o falta de energía, recurre a productos cargados de azúcar, como una dona o una taza de café, que producen una sensación engañosa de satisfacción pues nos disparan los niveles de azúcar. Pero este efecto es sólo temporal y rápidamente el cuerpo pedirá más. Además, ni siquiera nutren el cuerpo, si no que producen un estímulo excesivo de las glándulas adrenales, lo cual genera una cantidad excesiva de adrenalina y cortisol, que son las hormonas del estrés. El cuerpo interpreta ese sube y baja como un constante estado de alerta o emergencia, generando más hormonas de estrés, que pueden terminar dañando la tiroides.

Lo mismo ocurre con la cafeína, que actúa de igual manera que el azúcar en la sangre. Pero es mucho menos nociva si se consume después de haber comido algo y no con el estómago vacío. Sé que parece un círculo vicioso y sin escapatoria. ¿Cómo alguien que siente falta de energía durante el día puede abandonar el café y el azúcar? Pues te digo que erradicarlos de nuestra lista de consumo y optar por una serie de cambios puede ser la solución definitiva a esa falta de energía.

Antes que todo, cuanto antes en la mañana le demos a nuestro cuerpo una inyección de energía saludable y nutritiva a través de un buen desayuno, mejor será el resultado. Muchos nutricionistas recomiendan sustituir el hábito del café por nueces y frutos tostados que ayudan a satisfacer ese gusto a café. Asimismo, existe una amplia gama de hierbas y té que tienen una cuota de cafeína más saludable. En mi libro *Al rescate de tu nuevo yo*, al igual que en mi página www.quemandoygozando.com, encontrarás otras opciones.

UN INTESTINO SALUDABLE

El buen funcionamiento del intestino es básico para un buen desempeño de la tiroides. Gran parte del sistema inmune se encuentra en el tracto gastrointestinal, por lo tanto, es un factor a considerar. Existe un cúmulo de estudios que demuestran que el hipotiroidismo puede provocar permeabilidad de los intestinos produciendo que los alimentos no sean procesados correctamente y pasen al flujo sanguíneo generando ataques al sistema inmune.

Nuestros tractos digestivos albergan una gran variedad de bacterias que contribuyen a nuestra salud de distintas maneras. Una de ellas es la producción de hormonas tiroideas activas. Un 20% de la función tiroidea depende del suministro suficiente de bacterias intestinales saludables para convertir la T3 en T4. Cuando tenemos una alimentación pobre, la digestión también es pobre y produce un exceso de bacterias nocivas que acaban con las bacterias beneficiosas. Esto complica la producción de hormonas tiroideas activas. Para evitar este proceso, una vez más, insisto en un plan alimenticio balanceado y saludable. Y además, es recomendable el consumo de probióticos. Les recuerdo que los probióticos son bacterias "buenas" para el organismo que ayudan en el proceso digestivo, refuerzan el sistema inmunológico y colaboran en general manteniendo el equilibrio de la flora intestinal. Otros productos que colaboran en este equilibrio y la salud del sistema digestivo son los alimentos fermentados como el kefir, miso, tempeth, kombucha, entre otros.

Como ya comenté al principio de este capítulo, los problemas de tiroides en gran parte se atribuyen a un desequilibrio de ciertos nutrientes, vitaminas y minerales. Por eso, además de la regla número uno de comer lo más saludable y variado posible, se puede recurrir a suplementos de vitaminas B, C y E, antioxidantes, minerales, etc. Para eso, lo mejor es acudir siempre al médico de cabecera para asegurarnos de lo que necesitamos y en qué cantidades. La automedicación nunca es recomendable, y menos aún en estos casos.

LA ENFERMEDAD CELÍACA

La intolerancia al gluten, conocida como enfermedad celíaca, es un mal que cada día afecta a más personas. Se estima que afecta a 80% de la población, pero 99% de ellos no lo sabe. Se trata de una condición que afecta al intestino delgado impidiendo la adecuada absorción de los alimentos, causando distintos tipos de síntomas, especialmente de tipo digestivo. Quienes la padecen son especialmente sensibles al gluten, que es una parte de la proteína que contienen granos como el trigo, cebada, centeno, triticale y kamut, entre otros. La única manera de superar esta condición es simplemente manteniendo una alimentación sin gluten.

Lamentablemente una alimentación *gluten free* no es tan fácil como eliminar estos granos de las comidas, sino algo más complejo, ya que muchos alimentos procesados contienen cierta cantidad de gluten. La buena noticia es que la mayoría de los pacientes celíacos aseguran que, al eliminar este elemento, observan mejoras sustanciales en sus estados de salud. Muchos bajan drásticamente de peso, se acaban las reacciones alérgicas, dolores abdominales, mejoran su digestión, aumentan su energía, etcétera.

Ahora, mucha gente que no sufre la enfermedad celíaca piensa que una alimentación libre de gluten también es buena para ellos y buscan los productos que consumen los celíacos. No lo recomiendo. Al no contener gluten, muchas veces estos alimentos están recargados de azúcar o están hechos de granos como el maíz, que a la hora de bajar de peso es todavía peor. Además, cuando pruebas un plan alimenticio completamente libre de gluten por espacio de cinco o seis meses, el más mínimo bocado que lo contenga puede provocar una reacción en el cuerpo. Vuelvo y repito, antes de automedicarse o autoasignarse un plan de alimentación es primordial contar con la opinión de tu médico.

DIETA *GLUTEN FREE*: ¿FUNCIONA PARA TODOS?

Si pasas tiempo en tiendas y eres tú quien realiza las compras de lo que se come en tu casa, te habrás dado cuenta de que en los últimos años las estanterías se han ido llenando poco a poco de más y más productos que dicen *gluten free* o libre de gluten. Si hasta hace algún tiempo, para las personas con alergias al gluten, encontrar algo que no lo tuviera era una tarea titánica, hoy en día pueden darse el lujo de encontrar prácticamente de todo, sin esforzarse demasiado, desde helados hasta pizza. Para muchos especialistas en nutrición lo *gluten free* es la moda que reemplazó al *fat free*... Y la verdad, no parecen estar tan equivocados, pues se ha convertido en una exitosa industria y en un estilo de vida que sólo en Estados Unidos tiene seducidas a unos 70 millones de personas.

Contamos con una ciencia mucho más precisa que hace décadas; hay nuevas formas de indagar sobre los efectos dañinos del gluten en cierto tipo de organismos, como en quienes padecen de alergias, sensibilidad y la tan nombrada enfermedad celíaca. Las personas que sufren de dermatitis herpetiforme, una afección autoinmune e inflamatoria de la piel, también parecen requerir alejar el gluten de su alimentación. Asimismo hay estudios que indican que podría tener un efecto en el sistema nervioso de personas autistas, similar al que ocasiona el opio o la morfina. Además, con la infinidad de dietas y estilos de alimentación promocionadas por muchos expertos y celebridades, como la Dieta Paleo (similar a lo que comían nuestros ancestros en la Edad de Piedra: carnes, vegetales y frutas) y el acceso a más información sobre granos y semillas genéticamente modificadas, hay mucha gente que adopta este tipo de alimentación "libre de gluten" pensando que mejora su nutrición y calidad de vida. Lo que muchos no saben es que no todos se benefician de esta dieta y el hecho de ser *gluten free* no implica necesariamente que sirva para bajar de peso. En este capítulo te explicaré por qué.

Vayamos por partes...

¿QUÉ ES REALMENTE EL GLUTEN Y POR QUÉ PARECE ESTAR TAN "DEMONIZADO"?

El gluten es una glicoproteína presente no sólo en el trigo, como muchos piensan, sino también en otros cereales como la avena, bulgur, cebada, centeno, espelta y espelta verde, escanda, triticale, sémola y kamut.

Si les preguntáramos a nuestras abuelas e incluso a muchas de nuestras madres, que acostumbraban a hornear pan y pasteles en casa, nos dirían que es gracias al gluten que esas exquisiteces tienen consistencia y suavidad. Claro que sí. La palabra gluten viene del griego y significa "cola" o pegamento, puesto que tiene la propiedad de juntar las moléculas de agua y crear esa mezcla gelatinosa y esponjosa. De hecho, décadas atrás, cuando no había tantos tipos de pegamento como ahora, en las escuelas y talleres se utilizaba una mezcla de agua con harina para trabajos de artesanía y manualidades. Pero también es cierto que el gluten que nuestras abuelas y sus antepasados conocían hace más de medio siglo no tenía nada que ver con el que tenemos hoy, pues era un producto completamente orgánico.

La proteína del gluten, compuesta por glutenina y gliadina, es la única que no puede ser descompuesta por completo por nuestro organismo para transformarla en aminoácidos. Su proceso de transformación sólo llega a formar cadenas de ácidos llamados péptidos. Cuando el organismo no presenta ninguna reacción adversa al gluten, puede asimilarlo de alguna manera. El problema ocurre cuando el cuerpo no lo tolera. Veamos qué ocurre entonces...

INTOLERANCIA AL GLUTEN

En las últimas décadas y, en especial, en los últimos años se ha desarrollado una verdadera "epidemia" entre personas de distintas edades que padecen de sensibilidad al gluten. Aunque no hay consenso con referencia a la cantidad de gente que tiene sensibilidad al gluten, varios estudios estiman que entre 6 hasta 40% de la población la sufre en algún momento de sus vidas, como indica, entre otros, la periodista y nutricionista Julie Upton en un artículo publicado en *U.S. News & World Report*. ¿Cómo se sabe que se es sensible al gluten? Bueno, la manera más precisa es realizando exámenes de sangre. Por lo general, un médico solicita estos exámenes porque ve que el paciente, al consumir productos que contienen gluten, desarrolla una serie de síntomas como dolor de estómago y de cabeza, acidez estomacal, inflamación, cansancio, dolores en las articulaciones, erupciones cutáneas y problemas para conciliar el sueño, entre otros.

Y es que lamentablemente nuestros cuerpos hoy en día están sobrecargados de gluten, pues, como te contaré en detalle más adelante, además del que consumimos a sabiendas a través del pan y otras masas, incorporamos otro tanto más que viene escondido en muchos otros productos. La buena noticia es que esta intolerancia o reacción alérgica en mayor o menor grado suele durar un tiempo. Al disminuir o eliminar el gluten de nuestra alimentación, bajo supervisión médica, se quitan los síntomas. Es más, en la mayoría de los casos, después de un lapso de tiempo, se puede reincorporar paulatinamente el gluten a la alimentación, revisando el grado de tolerancia y qué productos funcionan mejor en el organismo.

LA CONDICIÓN CELÍACA

Se estima que al menos 1% de la población de Europa, Norteamérica y, en general, de países desarrollados, podría padecer la enfermedad celíaca. Se cree que, en general, la enfermedad tiene una frecuencia que varía de 1 en 100 habitantes a 1 en 300 habitantes. Según los expertos, como el Celiac Disease Center de la facultad de Medicina de la Universidad de Chicago, sólo en Estados Unidos actualmente hay de 2 a 3 millones de celíacos diagnosticados y cientos de miles más sin diagnosticar o con un diagnóstico errado. Los primeros casos de este mal se registraron unos 250 años a. C., pero no fue sino a mediados del siglo XIX que se le dio un nombre como tal, y es en las últimas décadas cuando realmente se ha empezado a conocer en detalle de qué se trata.

Se dice que la enfermedad celíaca es una condición hereditaria, de tipo autoinmune, es decir, que el sistema "defensivo" del cuerpo comienza a atacar las células en vez de defenderlas.

La enfermedad celíaca no es lo mismo que la intolerancia o alergia al gluten, que, como decía más arriba, puede ser pasajera o temporal. Como explicaba, el gluten que entra en nuestro organismo no se descompone por completo. Se divide en cadenas de ácidos (péptidos) que en condiciones normales pasan a través del cuerpo. Sin embargo, en personas con una condición genética que no les permite este proceso, cuando consumen productos con gluten, el sistema inmunológico se altera y entra en estado de alerta. Entonces, las mucosidades que recubren el intestino delgado se dañan, al igual que las vellosidades que ayudan a absorber los nutrientes de los alimentos. Por lo tanto, las proteínas, las grasas, carbohidratos, minerales y vitaminas no logran ser asimilados como corresponde, desnutriendo al organismo.

Lamentablemente, durante mucho tiempo no se diagnosticó correctamente la enfermedad y todavía hoy no se hace con precisión.

SÍNTOMAS MÁS COMUNES DE LA ENFERMEDAD CELÍACA
Fuerte dolor abdominal e inflamación apenas se ingiere algún producto con gluten
Diarrea y deposiciones con grasa
Exceso de gases
Úlceras bucales
Como el cuerpo no logra asimilar carbohidratos y minerales como el hierro o vitaminas como la B12, suele manifestarse falta de energía, de fuerza, desgano, irritabilidad y anemia
En los adultos puede generar pérdida de masa ósea y posteriormente causar osteoporosis por la disminución y no absorción de calcio
También pueden manifestarse cambios o pérdida del ciclo menstrual, infertilidad y abortos espontáneos
Cuando la enfermedad ataca a los niños, suele ocurrir que se complica su crecimiento y se observa pérdida de peso
En el caso de chicas adolescentes, puede haber retraso en la primera menstruación
Es muy importante que las personas que tengan dudas sobre si sus síntomas tienen alguna relación con la enfermedad celíaca busquen la ayuda profesional adecuada, puesto que existen otras enfermedades que están relacionadas o pueden manifestarse de forma paralela como la diabetes mellitus tipo I, tiroides autoinmune, artritis reumatoide, vitíligo y lupus, entre otras.

¿CÓMO SE DIAGNOSTICA LA ENFERMEDAD CELÍACA?

Aunque la proporción de casos de enfermedad celíaca varía de país en país, según los cálculos más optimistas, actualmente se diagnostica con precisión a no más de 10% de la población que padece la enfermedad celíaca. El 90% restante pasará su vida sufriendo molestias y problemas sin enterarse de la verdadera causa.

En general, su diagnóstico se realiza a través de:

- Exámenes de sangre para verificar si hay presencia de anemia o aumento de plaquetas y leucocitos, así como de enzimas hepáticas, problemas de coagulación, niveles de colesterol LDL y HDL, entre otros.
- También se realizan exámenes serológicos que miden ciertos anticuerpos como los antitransglutaminasa (TTG) y los anticuerpos antiendomisio (EMA).
- Además, se realiza una biopsia intestinal llamada biopsia de yeyuno para corroborar los resultados de la sangre o descartarlos a partir del estado de las vellosidades intestinales.

Pero aparte de esos exámenes es necesario eliminar la posibilidad de que se trate de otros trastornos y probar una "dieta de descarte", en la cual se van eliminando ciertos productos e ingredientes para verificar si ocurre un cambio real en los síntomas del paciente.

Vale la pena destacar que, en muchas ocasiones, además de sufrir reacciones al gluten, algunas personas al mismo tiempo padecen trastornos con la lactosa de la leche, por ejemplo. Por eso es muy importante realizar los análisis adecuados y descartar alimentos bajo la supervisión de un especialista.

En general, los expertos recomiendan que todos los parientes de primer grado, como padres, hijos y hermanos de un enfermo celíaco, se realicen los estudios para averiguar si también la padecen y tomen medidas lo antes posible. Se estima que entre 10 y 14% de los familiares directos llegan a desarrollarla.

¿CUÁL ES SU TRATAMIENTO?

Lamentablemente no existe un tratamiento con medicamentos para curar la enfermedad celíaca. La única manera de evitar sus manifestaciones es a través de una alimentación libre de gluten. Pero créeme que conozco a muchas personas que sufrieron durante años de esta enfermedad y una vez que dieron con el diagnóstico correcto y comenzaron a cuidar su alimentación, sus vidas dieron un vuelco impresionante. Existen muchas y exquisitas opciones para alimentarse *gluten free* (al final de este libro te ofrezco unas recetas libres de gluten para que las disfrutes si padeces celiaquía o las compartas con alguien que tenga la condición).

Una vez que el cuerpo de un celíaco está libre del gluten, desaparecen por completo los síntomas y los marcadores de anticuerpos se normalizan, puesto que los intestinos funcionan de manera regular, sin "ataques enemigos".

Ahora, si tú o algún miembro de tu familia o círculo cercano es celíaco, es importante que tengas en cuenta que el gluten no sólo está presente en panes, tortillas, pizzas o pasteles. Lamentablemente para la mayoría de los celíacos, basta el más mínimo contacto con gluten para generar alguna molestia como diarrea y dolor. Aunque te parezca increíble, ¡hay cientos de productos que contienen gluten escondido entre sus ingredientes! Por ejemplo, los alimentos procesados, listos para calentar, suelen incluirlo. Así también gran parte de las salsas de soja y de tomate, embutidos, sazonadores y mezclas de especias. Cada vez que compres algún helado, debes revisar sus ingredientes, igual que en los cereales de desayuno, golosinas, chocolates y ¡hasta en el caso de las gomas de mascar!

Te sorprendería saber que bebidas alcohólicas como el vodka pueden contenerlo. Incluso hay productos tan comunes como el pegamento de los sobres para enviar correspondencia, y hasta algunos lápices labiales, que lo contienen. He conocido casos de celíacos que han sufrido recaídas después de beber del mismo vaso de una persona que ha comido un alimento con gluten o simplemente por tocar algún producto, pues luego se llevan las manos a la boca y sus cuerpos reaccionan.

Además de leer con extrema cautela la lista de ingredientes de cada producto, cuando cocines, evita que aquellos libres de gluten se contaminen con otros que lo contienen. Cuando no se padece la enfermedad puede parecer una exageración, pero para quienes viven con esta condición toda la vida, ningún cuidado está de más.

DIETA *GLUTEN FREE*

Lo primero que una persona celíaca debe tener claro es que su plan alimenticio es para toda la vida. En este caso no hay "días de permiso", ocasiones especiales o "mentiritas piadosas". Te repito: no hay tratamiento para esta condición salvo la alimentación adecuada. Así es que la única manera de reducir los síntomas para sentirse mejor es cuidando lo que comes, de la A a la Z.

Una dieta libre de gluten puede ser tan atractiva y deliciosa como cualquier otra. El único requisito que debe tener es no contar con esta proteína en sus ingredientes directos ni escondidos. Debe incluir:

- En reemplazo del trigo y otros cereales con arroz integral, quínoa y soja
- Granos y legumbres como frijoles, lentejas y guisantes
- Alimentos altos en calorías y proteínas, como algunos frutos secos, pero bajos en grasas

- Proteínas de buena calidad y alto valor, como las provenientes de la carne, pescado y huevos
- Si no tienes problemas con la lactosa, puedes consumir yogur griego (sin sabor ni frutas agregadas) y kefir. Éstos son especialmente recomendables para personas celíacas, ya que ayudan a restablecer la flora intestinal, generando vitamina K, básica para los factores de coagulación. Si la lactosa es un problema, puedes optar por lácteos que no la contengan
- Frutas y vegetales
- Carbohidratos como la batata (camote, boniato, papa dulce)
- Puedes usar miel para endulzar, por su aporte calórico y el complejo B
- Grasas saludables como aceite de coco o de oliva y alimentos como el aguacate para obtener ácidos esenciales

---

PARA TENER EN CUENTA:

Recuerda que uno de los problemas de los celíacos radica en la mala absorción de los nutrientes, vitaminas y minerales de los alimentos. Además, muchos de los productos de reemplazo libres de gluten tienen también menos valor nutritivo. Por esto, generalmente los pacientes deben sumar a su alimentación suplementos recetados por su médico. Para eso deben realizarse exámenes de forma periódica. Es **muy** importante.

CUIDADO CON LOS INGREDIENTES

Es muy importante revisar cada etiqueta de los alimentos preparados para verificar que el gluten no está entre los ingredientes. Tal como te mencioné anteriormente, lo contienen salsas de o con soja, mezclas de condimentos, saborizantes, productos en conserva, cerveza, malta, embutidos, sopas preparadas o en sobre, postres en sobre, proteína vegetal hidrogenada y texturizada, así como algunos productos con almidón modificado.

Elimina de tu menú:

- harina de trigo (y todo tipo de pan, pasteles, tortas, pastas o pizzas hechas a base de ella)
- avena
- cebada
- centeno
- bulgur
- espelta y espelta verde
- escanda
- triticale
- sémola
- kamut

VIGILA LO QUE CONSUMES

Si bien es cierto que muchos pacientes celíacos, una vez que cambian radicalmente su alimentación, suelen perder peso de forma considerable, es muy importante que vigiles muy bien lo que comes, la cantidad y calidad. ¿Por qué digo esto? Resulta que gran parte de los alimentos etiquetados como libres de gluten son una concentración todavía mayor de calorías, azúcares, grasas saturadas y sodio, para aumentarles el sabor y conservarlos por más tiempo. Algunos contienen ingredientes refinados que son altamente glucémicos, es decir, que afectan los niveles de azúcar en la sangre, con lo que además pueden generar antojos por más azúcar.

¿Sorprendida? Pues así es. Te doy algunos ejemplos:

VIGILA Y COMPARA	
Una porción de mezcla de cereales orgánicos enteros (cebada, centeno, avena y trigo) contiene:	La misma porción de cereales de arroz con cacao etiquetados como *gluten free* contiene:
140 calorías 1 g total de grasa 0 g grasas saturadas 29 g de carbohidratos complejos 0 g de azúcar 5 g de fibra 5 g de proteína	120 calorías 1 g de grasa 26 g de carbohidratos 13 g de azúcar 0 g de fibra 1 g de proteína (gracias al cacao)
Una rebanada de pan integral a base de legumbres y cereales integrales contiene:	La misma rebanada de pan *gluten free* de harina de arroz integral y tapioca tiene:
80 calorías 14 g de carbohidratos 60 mg de sodio 3 g de fibra 0 g de azúcar 4 g de proteína 100 mg de potasio	110 calorías 19 g de carbohidratos 160 mg de sodio 1 g de fibra 1 g de azúcar 2 g de proteína 0 g de potasio

Los ejemplos que te doy corresponden a productos orgánicos. Si tomas otros productos regulares puedes encontrar mayores diferencias aún en sus ingredientes y aporte calórico, grasas, fibra, etcétera.

También debes tener en cuenta que normalmente los productos que reemplazan a los tradicionales hechos con gluten, como pastas, se hacen con harinas como la de arroz, o cereales hechos con maíz y pasteles hechos con harina de almendra, que si bien tienen beneficios, también son altamente calóricos y algunos contienen muchísimo menos aporte de fibra.

Así es que si vas a llenar tu alacena de productos *gluten free* como pastas, galletas, cerveza, pizza... pensando en bajar de peso, te equivocas. Lo harás si tu opción de productos libres de gluten apunta a aquellos no procesados, como carnes, frutas, vegetales, frutos secos, etc. No te confundas.

SI NO SOY CELÍACA O ALÉRGICA AL GLUTEN ¿VALE LA PENA UNA DIETA *GLUTEN FREE*?

Según mi experiencia y la de numerosos expertos, someterse a una dieta libre de gluten reemplazando los alimentos por versiones *gluten free* es uno de los grandes errores que cometen muchísimas personas convencidas de que eliminando el gluten pueden bajar de peso. Tal como acabo de comentar para el caso de los celíacos, hay que estar claras en algo: si dejas de consumir productos con gluten como pastas y harinas, pero en vez de reemplazarlos por otros *gluten free* los reemplazas por aquellos que naturalmente no contienen gluten, como vegetales, frutas, proteínas y fibra, obviamente bajarás de peso. El problema está cuando sin que exista un problema de salud, cambiamos nuestra alimentación regular de productos con gluten por otra de artículos procesados que no lo tengan, y lejos de bajar la ingesta calórica y mejorar la nutrición, ¡la empeoramos!

Uno de los productos más usados para reemplazar aquellos con gluten es el maíz, que además de ser alto en carbohidratos, genera otros tantos problemas. El maíz, por ejemplo, tiene muy poco aporte de aminoácidos como lisina, triptófano y niacina. Cuando se convierte en base o parte importante de un plan de alimentación provoca una deficiencia nutricional. También aumenta los niveles de azúcar en la sangre, además de provocar hinchazón y flatulencia debido a la gran cantidad de almidón que contiene. Por otra parte, la proteína que posee, llamada zeína, también puede ser causante de alergias, erupciones cutáneas e inflamación de las membranas mucosas, entre otras cosas. Es una alternativa muy usada por los celíacos, pero si hablamos de "opción saludable", especialmente para perder peso con una buena nutrición, no me parece la más adecuada.

Hay miles de personas que sin tener un padecimiento diagnosticado como los que hemos visto, aseguran que luego de haber eliminado el gluten de su alimentación sienten menos pesadez estomacal, disminuyen las manchas rojas y picazón eventual de la piel, el cansancio y la fatiga, así como ocasionales dolores de articulaciones. Si el resultado es así y han ganado en salud, sin empeorar sus hábitos alimenticios con "reemplazos", ¡bienvenido sea! Lógicamente, al desintoxicar al organismo de alguna sustancia con la cual lo hemos bombardeado, éste descansa, pierde peso, se desinflama y mejora el estado en general.

Pero es sabido que el mayor problema con los productos a base de trigo no es el gluten en sí, sino el proceso al que es sometido: lo transgénico o genéticamente modificado (GMO), pesticidas, fertilizantes y otros químicos usados para fabricar la harina. Hay estudios que sostienen que ésta sería la causa de los altos niveles de obesidad observados actualmente a nivel mundial y del aumento de enfermedades como diabetes, cáncer, depresión y hasta demencia, entre otras.

Algunos expertos creen que uno de los grandes causantes de muchas reacciones y molestias sería un insecticida usado durante el cultivo del trigo, llamado glifosato. Existen numerosos estudios que señalan que este herbicida es extremadamente tóxico para el ambiente, para los animales y, sobre todo, para la salud de las personas. Es más, en 2008 la revista científica *Chemical Research in Toxicology* publicó un estudio señalando que es un producto letal para las células humanas, en especial de embriones, aun en concentraciones mínimas. Sin embargo, en la mayoría de los países productores de trigo se sigue utilizando. Por esta razón, los deliciosos panes y exquisitos pasteles que preparaban nuestras abuelas y bisabuelas no eran tan dañinos como lo son los que se comen hoy en día, pues la manera de cultivar los productos con que se fabrican ha cambiado radicalmente.

Repito: lamentablemente, ese problema existe de igual manera con otros productos, como el maíz, avena, soja, lentejas, etc. Todo lo que no es certificado como 100% orgánico. Mi sugerencia es que, si no sufres de reacción al gluten, optes por sustituir los cereales refinados por sus versiones integrales: arroz integral, harina de trigo integral, etc., de tipo orgánico. El consumo de cereales integrales sigue siendo avalado por la comunidad científica internacional como uno de los factores para obtener índices menores de masa corporal, así como mejor salud en general, gracias a su aporte equilibrado de fibra, vitaminas y minerales.

Si no tienes una condición autoinmune o sensibilidad real, no la inventes. No necesitas volverte fanática ni comer como nuestros antepasados en las cavernas. Como recomiendo siempre en mis guías de alimentación, disminuir las cantidades, equilibrar proteínas de buena calidad, fibra, frutas, vegetales y comer de manera más consciente son la clave para tener un cuerpo saludable y cargado de energía.

7

FATIGA ADRENAL:
UN TÚNEL, ¡PERO CON SALIDA!

Podrás imaginar que durante los años que llevo dedicada a ayudar a personas como tú, que intentan recuperar el control de su peso y el de sus vidas, he visto a muchas que consiguen resultados asombrosos ¡en cuestión de semanas! En cambio, a pesar de que otras dan una ardua pelea, se esfuerzan y se disciplinan, por alguna razón la balanza y las medidas parecen ser una causa perdida para ellas. En realidad no lo es, pero cuando estamos desesperadas buscando el cambio, esa rebeldía del cuerpo resulta frustrante y suele motivarnos a abandonar el intento, retomando nuestros antiguos malos hábitos.

A lo largo del tiempo, he comprobado que una de las grandes desconocidas y mal diagnosticadas "enemigas" del organismo en esta batalla se llama fatiga adrenal, insuficiencia suprarrenal o hipoadrenia. También se le conoce como **síndrome** general de adaptación, **síndrome** de fatiga crónica, **síndrome** de Burnout, trastorno por estrés postraumático, entre otros. Aunque su nombre más preciso es disfunción del eje hipotalámico-hipofisario (pituitario)-adrenal (eje HPA).

Para que tengas una idea de lo común que resulta, hay expertos como el doctor James Wilson, autor de *Adrenal Fatigue: the 21st Century Stress Syndrome* ("Fatiga adrenal: El síndrome del estrés del siglo XXI"), que aseguran que al menos 80% de la población adulta de países occidentales la padece en algún momento de su vida y en algún grado. Es más, se cree que también sería la causa de un alto índice de ausencias laborales y de disminución de la productividad en el trabajo. Te preguntarás ¿por qué tanto? Pues lamentablemente, el gran gestor de la fatiga adrenal se llama estrés, que es el mal de nuestro siglo.

Pero ¿qué es la fatiga adrenal? Pues, comienza pensando en que "fatiga" significa cansancio, entonces sería el "cansancio de las glándulas suprarrenales". En términos generales, se trata de un desorden en el funcionamiento normal de las glándulas suprarrenales, ubicadas encima de los riñones. Estas pequeñas glándulas en realidad son como un verdadero ejército que se encarga de sintetizar y liberar unas 50 hormonas que cumplen variadas funciones en el cuerpo como regular la presión sanguínea, el equilibrio del agua y el sodio y responder al desarrollo sexual, entre otras. Pues las hormonas tienen que ver con cada una de nuestras células, tejidos y órganos. Imagínate el nivel de importancia que tienen estas glándulas, que en algunas culturas orientales las consideran tanto o más importantes que el corazón y las llaman "el motor de nuestro organismo".

Entre estas hormonas se encuentran la adrenalina, la noradrenalina y el cortisol, que tienen a su cargo ponernos a la defensiva ante situaciones de peligro o de cuidado. Ocurre que cada vez que estamos frente a una situación que nos pone en alerta o que nuestro organismo interpreta como de riesgo, las glándulas se ponen en actitud de defensa y se concentran en llevar mayor cantidad de sangre a nuestro corazón, cerebro y el resto de nuestro cuerpo para ayudarnos a afrontar el momento. El problema está cuando ese episodio de estrés no es pasajero, sino que dura más de lo esperado y es constante. Esto mantiene a nuestro organismo en una alerta permanente, haciendo que las glándulas sólo liberen adrenalina y cortisol, abandonando al resto de hormonas que también son necesarias para otros procesos, sistemas y órganos. Es allí donde comienza el colapso de nuestra salud.

¿CUÁLES SON LOS SÍNTOMAS DE LA FATIGA ADRENAL?

Los síntomas de la fatiga adrenal son muy variados y suelen ser confundidos con otros problemas. Quien está sufriéndola generalmente reacciona de manera exagerada, con más nerviosismo, y suele ir al baño constantemente. Otros de los síntomas más notorios son:

- Sensación de cansancio constante
- Problemas para dormir, así como para levantarse
- Algún grado de depresión
- Pérdida o disminución del deseo sexual
- Baja de las defensas
- Alergias
- Aumento de peso y problemas para perderlo

También se puede manifestar a través de:

- Dolores en distintas partes del cuerpo, como artritis
- Cambios de humor y mayor irritabilidad
- Cambios y desequilibrios hormonales
- Antojos fuera de lo común por comer dulce o salado
- Aumento de peso y mayor almacenamiento de grasa
- Problemas para cicatrizar las heridas

Es difícil encasillar los síntomas de la fatiga adrenal, puesto que una vez que se desencadena, funciona como un efecto dominó en nuestro cuerpo, porque desata el mal funcionamiento de otros sistemas y órganos. Para que te hagas una idea, al poner el organismo bajo estrés por un período prolongado, las glándulas suprarrenales comienzan a trabajar horas extra. Obviamente, pasado un tiempo se agotan y eso genera que el sistema nervioso también se ponga a la defensiva, porque está bajo constante estímulo. Eso, además de causar todavía más estrés, provoca nerviosismo, ansiedad e insomnio. Bien sabemos que cuando el sistema nervioso anda mal y no dormimos adecuadamente, recaen también el sistema digestivo y el sistema inmunológico. Para las mujeres, la fatiga adrenal llega a ser tremendamente agotadora, pues puede modificarnos los niveles hormonales, provocando trastornos premenstruales, menstruales o menopáusicos, así como bajos niveles de azúcar en la sangre, entre otros problemas. Como puedes ver, es una cadena interminable de manifestaciones físicas; por eso se lo considera un síndrome.

VEAMOS EN DETALLE ALGUNOS SÍNTOMAS

El primero y más marcado tiene que ver con un cambio en el patrón de los niveles de energía y de sueño de quien lo padece. Por ejemplo, por la mañana, es muy difícil levantarse y la persona suele dormir por lo menos 10 horas antes de poder pararse. Aun así, el cansancio durante el día es increíble y suele tener bajones durante las primeras horas de la tarde. Sin embargo, al final del día tiene picos de energía súbita. Pero ocurre que cuando se va a dormir, siente cierta resistencia, la mente no para de dar vueltas y termina con insomnio. Muchas veces puede despertar en la madrugada y tener problemas para retomar el sueño, lo cual obviamente ocasiona que a la mañana siguiente continúe el círculo vicioso.

Como mencionaba anteriormente, el sistema digestivo es uno de los primeros en dar la señal de alarma. Es muy común que quienes padecen fatiga adrenal sufran malestares estomacales, gases, dolores y estreñimiento cuando comienza el proceso. Más adelante, suelen padecer diarrea y el famoso colon irritable. También orinan con frecuencia y, generalmente, minutos después de beber líquido.

Algunas personas también sufren la pérdida de cabello y vello corporal, así como canas prematuras. También afecta a la piel, que luce seca y envejecida. Incluso se pueden ver señales en las uñas, en las que aparecen manchas blancas. Otros síntomas tienen que ver con el cambio extremo en la temperatura corporal. No se necesita ejercicio ni mucha actividad para sudar mucho y el frío también se siente con más facilidad. Tanto el calor como el frío se vuelven un problema difícil de manejar. Por si fuera poco, la garganta, nariz y oídos se vuelven mucho más sensibles. Hay dolor frecuente de garganta, por ejemplo, zumbido en los oídos y la visión a ratos se vuelve borrosa.

Emocional y mentalmente las cosas tampoco transcurren con normalidad. Hay una sensación de ansiedad permanente, un nerviosismo y preocupación constantes que, a su vez, pueden incentivar el abuso de alcohol, tabaco, drogas e incluso de Internet. Puede que lleguen a manifestarse temblores del cuerpo y ataques de pánico. Hay falta de concentración, de confianza, de autoestima y, a veces, de memoria. El pesimismo se apodera de la persona y suele manifestarse algún nivel de depresión, la cual muchas veces llega a ser severa. Y esta actitud negativa frente a la vida en general además genera que la persona evite relacionarse con otros y se vaya aislando socialmente.

El mayor problema de la fatiga adrenal es que muchos médicos no la consideran como un síndrome en sí y, por lo tanto, no la tratan como una sola condición, sino que abordan sus síntomas por separado. Sólo asumen el daño a las glándulas suprarrenales cuando se trata de la enfermedad de Addison, que está más relacionada con un ataque al sistema inmunológico.

Como explico al principio, se estima que existe un gran porcentaje de la población que es víctima de fatiga adrenal pero no lo sabe o no es tratada de la forma correcta. En general, se tratan los síntomas por separado, o bien, se los considera problemas psicológicos. Suele relacionarse simplemente como cansancio crónico, dolor muscular o depresión, entre otros, dependiendo de los síntomas que esté manifestando la persona en ese momento. Lamentablemente el tratamiento que suele sugerirse es algún analgésico, antiinflamatorio, antidepresivo o ansiolítico. Una solución pasajera que deja el problema en el fondo, cubierto por algún tiempo, pero definitivamente no lo resuelve.

FACTORES DE RIESGO DE LA FATIGA ADRENAL

Como ya mencioné, la principal causa que desencadena un cuadro de fatiga adrenal es el sometimiento del organismo a un exceso de preocupación o estrés por un período de tiempo prolongado. Pero también puede ocurrir después de alguna situación traumática específica que nos exija estar en alerta máxima, ya que eso provoca que nuestras glándulas funcionen a mil por hora. Un proceso infeccioso de las vías respiratorias, como una neumonía o un catarro complicado, también puede ser un factor desencadenante o extenuar nuestro cuerpo sometiéndolo a ejercicios demasiado rigurosos, exigiéndole más de lo que puede dar.

La falta de sueño también puede empujar a las hormonas al colapso, más todavía si para solucionar ese cansancio abusamos de la cafeína. La exposición de nuestro organismo a ciertas toxinas y metales pesados, bacterias, hongos y parásitos también puede acarrear problemas para las glándulas, así como una alimentación desequilibrada y, aunque no lo creas, hasta una mala postura puede perjudicarlas.

¿QUÉ HACER PARA CURARLA?

¡Mucho! Lo primero es encontrar un médico especialista que nos ayude a dar con un tratamiento adecuado a nuestras necesidades específicas. Afortunadamente, hoy en día son más los doctores que suman a la medicina alópata o tradicional tratamientos alternativos o complementarios. Buscar un especialista que entienda realmente los síntomas como parte de un todo es vital para dar con la solución.

Como te expliqué anteriormente, los síntomas son muy variados y quizás no presentes muchos de ellos, así que debes enfocarte específicamente en los problemas que tu cuerpo está manifestando. En cualquier caso, la alimentación adecuada es el primer gran paso para enfrentarla. Y ¡ésa es mi especialidad!

Cuando tenemos fatiga adrenal, lo primero que queremos recuperar es la energía, y para eso debemos enfocarnos en restaurar nuestras reservas de energía de calidad. Si habláramos de nuestro cuerpo como un vehículo, tendríamos que tratar de darle gasolina de mayor calidad, tipo *premium*, y no la más barata. Entonces, en términos generales, el plan alimenticio ideal para tratar la fatiga adrenal, así como muchos de nuestros males modernos, debe basarse en incorporar carbohidratos complejos o provenientes de cereales integrales, proteínas vegetales, así como ácidos grasos esenciales y disminuir la ingesta de azúcares e hidratos simples. En palabras simples: más vegetales, más frutas, granos enteros, pescado y carnes magras. Hay que tratar de optar por alimentos frescos, evitar los procesados y envasados, que contienen demasiados ingredientes, sodio, azúcar, toxinas y conservantes que además de ser inflamatorios, aumentan el estrés del cuerpo y el cortisol. Pero ahora vamos a verlo en detalle.

1. REGLA NÚMERO UNO: DESAYUNAR. Si has leído mis libros y me sigues en redes sociales, sabrás que un adecuado y nutritivo desayuno para mí es algo básico. Más todavía cuando estamos enfrentando una fatiga adrenal, pues es esencial para la recuperación del organismo. Aunque uno de los síntomas de la fatiga a veces tiene que ver con la falta de apetito, especialmente por la mañana, es muy importante desayunar correctamente antes de las 10 de la mañana. ¿Por qué? Pues te cuento que lo que comes temprano, apenas despiertas, tiene estrecha relación con la recuperación del glucógeno o glicógeno del cuerpo, que es una molécula encargada de guardar la energía que necesitamos en períodos largos. Por decirlo de otra manera, es como nuestra "bodega" energética.

¿Qué desayunar? Aquí te doy algunos ejemplos:

- **No tomar jugo de naranja.** Suele ser parte fundamental de un desayuno clásico americano o mediterráneo, pero en este caso, intenta dejarlo de lado, así como cualquier jugo de fruta o fruta en sí. Esto para evitar que los niveles de azúcar suban y bajen drásticamente, ya que eso agudiza los problemas de energía.

- **Elimina el café.** Yo sé que estarás pensando "pero, ¿cómo eliminarlo si el cansancio es el principal problema que tengo?" Lo entiendo. Pero precisamente la cafeína es una de las peores aliadas para combatir la fatiga adrenal. Primero, porque modifica e interfiere con el ciclo del sueño, es inflamatoria de las glándulas y, además, puede acabar con las reservas de cortisol en el cuerpo. Aunque puede que tengas el cortisol por las nubes, el cuerpo requiere mantenerlo a cierto nivel. Es preferible que optes por agua apenas despiertes y luego té verde u otra hierba.

  También es importante que concentres tu desayuno en **proteínas, grasas saludables y granos enteros** con moderación, evitando los productos de trigo. Puedes desayunar huevos, algunos vegetales y un poco de arroz integral o avena.

2. ALIMENTOS PARA BORRAR DE NUESTRO MENÚ DIARIO. Es importante eliminar durante el tratamiento de una fatiga adrenal todos aquellos productos que son inflamatorios, como es el caso de los productos de harina blanca refinada, como el pan blanco, pasteles y galletas.

En cuanto al azúcar y edulcorantes, además de contribuir a la inflamación de las glándulas y de distintos órganos del cuerpo, generan resistencia a la insulina. Lo mejor es evitarlos tanto como sea posible o, al menos, disminuir su uso, especialmente cuando existe un desequilibrio hormonal.

Durante tu plan alimenticio adrenal, intenta no consumir frutas con alto contenido de potasio como los plátanos, papayas, mangos, melones, higos, pasas, dátiles, naranjas, albaricoques y pomelos o toronjas.

También evita alimentos fermentados como el queso, los champiñones y los productos en escabeche.

Si consumes pescado, trata de que no sea de zonas abisales, como el pez espada. Verifica también que los pescados que consumas contengan el mínimo mercurio posible.

Pon mucho cuidado a los alimentos que te provocan sensibilidad estomacal o alergias, ya que estos problemas suelen acentuarse durante un período de fatiga adrenal.

3. ¿QUÉ AGREGAR AL PLAN ALIMENTICIO?

- **Semillas.** Incluye en tu menú semillas de lino, chía, nueces, almendras, nueces brasileñas, entre otras.

- **Grasas.** Aunque te suene raro, si una de tus metas es eliminar la grasa acumulada, debes optar por consumir grasa, pero de la buena, como la de aceite extra virgen de coco orgánico, aceite de oliva, aceite de pescado y salmón silvestre. Olvídate de las frituras. Prioriza aceites como el de oliva y rechaza los aceites hidrogenados, ya que, al ser alterados para alargar su duración, terminan siendo altamente inflamatorios y tóxicos para el organismo.

4. OTROS CONSEJOS PARA TENER EN CUENTA. Come regularmente sin saltarte comidas. Como sugiero siempre: para bajar de peso y mantener nuestro nivel de energía saludable es imprescindible comer regularmente. Necesitas hacer tres comidas pequeñas y tres refrigerios. Incluye también proteína en las meriendas o tentempiés.

Utiliza sal sin refinar como sal de mar o rosada.

Añade a tu dieta productos como algas, brotes, coco, aceitunas verdes y negras, vegetales como: la espinaca, apio, calabacín, pimientos, brócoli, coliflor y aguacates. Todas son excelentes alternativas para incorporar a tu alimentación por sus propiedades curativas y antiinflamatorias, además de ser muy nutritivas, con bajo contenido de azúcar y un buen aporte de fibra y grasas saludables.

Prohibido: debería ser obvio quitar el alcohol y el tabaco de nuestra rutina, aunque sé que quienes gustan de una copita de alcohol acompañando un cigarrillo no lo ven así. Pero si quieres mejorar tu salud, elimínalos, pues son factores importantes en los niveles de tus glándulas suprarrenales.

ALGUNOS SUPLEMENTOS QUE PUEDES INCORPORAR

Es muy importante que antes de tomar cualquier acción consultes con el especialista que está tratando tu fatiga adrenal. Pero aquí tienes algunos suplementos que está demostrado que ayudan a combatirla. Consulta a tu médico para saber si vale la pena incorporarlos a tu tratamiento.

- Vitaminas del grupo B, vitaminas C y D3
- Omega-3
- Magnesio y zinc

Como ya he mencionado, la fatiga adrenal también puede causar desajustes en la tiroides y otras hormonas que dejan de producirse o lo hacen de manera irregular. Además del cortisol, la DHEA o dehidroepiandrosterona sulfato es otra hormona que sufre y se agota durante el proceso. En un sistema saludable, las glándulas suprarrenales y la tiroides se dedican a generar las hormonas necesarias para que nuestro metabolismo funcione como corresponde y tengamos suficiente energía. Pero si las glándulas suprarrenales están agotadas, a la tiroides le toca duplicar su esfuerzo para producir hormonas y el sistema en general se cansa.

A la DHEA se le conoce como la "hormona de la juventud", pues colabora con la piel, el sistema inmunológico y nuestra libido, y se convierte en otras hormonas como estrógeno y testosterona, mantiene nuestra masa muscular y energía, y hasta nos ayuda a controlar el peso, entre otras cosas. Incluso, hay estudios que sugieren que ayudar a prevenir o retardar enfermedades como aterosclerosis y Alzheimer.

Para que tengas una relación de sus niveles en el organismo, en un estado de salud "normal" los hombres adultos generan en promedio unos 30 mg de DHEA al día, mientras que las mujeres generan unos 20 mg. Pero esas cantidades disminuyen muchísimo a partir de los 30 años y más aún en períodos largos de estrés. La buena noticia es que se puede obtener químicamente a partir ciertas sustancias que se encuentran en la soja y el ñame, entre otros. Pero no se trata de comer estos productos para que el cuerpo genere DHEA, sino que debe ser sometido a un proceso para convertirlo en suplementos o inyecciones. Averiguar tus niveles de DHEA y cuánto necesitas es muy sencillo. Se realiza a través de un examen de sangre.

Ahora, en el caso de cortisol, como sabemos, también es una hormona producida por las glándulas suprarrenales y su trabajo, entre otras cosas, es ayudarnos a responder ante el estrés, regular el azúcar, grasa y proteínas para generar energía, así como estabilizar nuestro estado de ánimo y sistema nervioso en general. El desorden se produce cuando el exceso de estrés provoca, en la primera etapa de una fatiga adrenal, que nuestro cuerpo genere demasiado cortisol. Pero muchas veces ocurre que, después de un tiempo, los niveles de esta hormona bajan más de lo normal y hace falta aportársela al cuerpo.

Para que lo entiendas mejor, una persona saludable genera un promedio de 20 mg de cortisol al día y cuando está batallando contra una fatiga adrenal puede multiplicar esa cantidad por diez. Si bien es cierto que con altos niveles de cortisol hay un aumento de peso, colesterol, presión arterial y resistencia a la insulina, entre otros efectos, no es menos cierto que con niveles más bajos de lo normal el cuerpo tampoco puede funcionar adecuadamente. Por eso es importante pedir a tu médico que te haga una prueba de cortisol para verificar que funcione adecuadamente o te sugiera cómo suplementarlo correctamente.

DALE DESCANSO AL CUERPO

Las horas de sueño durante una fatiga adrenal son más que importantes. ¡Son vitales! Puede ser que las 8 horas promedio que dormías anteriormente ahora sean pocas para tu cuerpo. Bueno, pues haz todo lo posible por consentirlo y darle más. No es flojera. En estos momentos necesita ese tiempo para reponerse. Por lo mismo, intenta ir más temprano a la cama y relajarte antes de dormir.

También es importante que trates de tomarte un par de minutos cada cierto tiempo durante el día para "desestresarte". Respira profundamente para oxigenar tu cerebro y cada célula. No te tomará demasiado tiempo y a la larga irá marcando una gran diferencia en tu salud. Aquí te doy unos ejemplos:

Busca alguna actividad que te divierta al punto de sacarte una sonrisa. Eso siempre ayuda a combatir el estrés y su ola de consecuencias.

Lee, pinta, escucha música e inspírate con cosas bonitas, pensamientos positivos y personas en la misma frecuencia para que te den ese empujoncito que necesitas. Puedes empezar siguiéndome a través de mis redes sociales, donde seguro encontrarás la motivación diaria que puede ayudarte.

CONVIERTE EL DEPORTE EN TU MEJOR ALIADO

Sabrás que para mí el ejercicio es parte de la trilogía de una vida saludable: mente positiva, ejercicio y alimentación. Pero cuando se trata de combatir la fatiga adrenal, soy más insistente aún. Como repito incansablemente, la mayor parte de nuestros males se atacan manteniendo el cuerpo en movimiento.

Cuando nos ejercitamos hacemos que todas nuestras células entren en acción. Oxigenamos nuestra sangre, elevamos nuestras endorfinas, quemamos grasa, sacamos lo que no nos sirve a través del sudor, etc.

Uno de los mayores beneficios es que atacamos directamente al estrés, que es el causante de la mayoría de nuestros problemas y, en especial, de éste.

Claro que cuando estamos batallando contra un cuadro de fatiga adrenal es recomendable dejar de lado los ejercicios bruscos y aeróbicos, pues potencian el agotamiento de las glándulas. Pero puedes optar, por ejemplo, por caminatas o paseos en bicicleta al aire libre. El yoga es una excelente alternativa para esta etapa, pues además de ayudarte con la elasticidad, flexibilidad y manejo de la respiración, controla el estrés.

Si entras a mi canal de YouTube, Quemando y gozando, podrás encontrar entretenidos videos con sugerencias de pequeñas rutinas de ejercicios que puedes ir realizando a medida que tu cuerpo lo permita.

EN RESUMEN...

Lamentablemente está comprobado que el estrés es acumulativo. Desde la década de los 60, psiquiatras como Thomas Holmes y Richard Rahe comprobaron que el impacto de distintas situaciones de la vida como pérdidas familiares, despidos del trabajo, mudanzas, entre otros, van generando niveles de estrés, como en una escala, que repercute y enferma al cuerpo. La ecuación es fácil: mientras más nos exponemos a situaciones difíciles, a exceso de actividad, de responsabilidad, más nos enfermamos. Pero ¿qué hacer si el mundo parece funcionar así?

Es importante estar alertas. Si vemos algunos de los síntomas de una fatiga adrenal, es vital pasar a la acción. Si te has fijado, este síndrome no es como un catarro que se quita después de unos días de reposo, limonada y algún jarabe. Es necesario enfrentarlo, buscar ayuda médica, tomar las medidas y hacer cambios de raíz en nuestra vida para superarlo.

No dejes que ese cansancio inexplicable y esos kilos que no se van con nada, te impidan disfrutar de tu trabajo, del tiempo en familia, de las actividades al aire libre y de tener el control de tu vida. Busca la ayuda de los expertos y desde ahora ponte manos a la obra con tu alimentación. La alimentación, información y actitud adecuadas son esenciales para acabar con los molestos síntomas. Haz que esa fatiga adrenal pase a la historia.

8

¿ADICTA A LOS DULCES Y A LA COMIDA?: CÓMO DECIRLE ADIÓS A LA ANSIEDAD

Imagínate esta situación: acabas de comer, no ha pasado ni una hora y ya estás buscando comida de nuevo como si no hubieses comido nada. ¿Te suena familiar? Sí, ¡tú!

Estos impulsos repentinos (y a veces hasta desmedidos) por comer muchas veces sin hambre constituyen lo que llamamos ansiedad.

Estos antojos desmesurados sólo pueden ser comparados con la ansiedad que experimentan las personas con adicción a las drogas o el alcohol. Y así como los adictos a las drogas o al alcohol empeoran su adicción cuanto más consumen, nuestros antojos se vuelven más frecuentes y nos dejan con más hambre cuando más nos dejamos llevar por ellos.

¿QUÉ CAUSA LA ANSIEDAD?

La respuesta rápida: la falta de proteína de buena calidad y no comer a la hora que corresponde.

Cuando dejas pasar mucho tiempo entre comidas o te saltas una de ellas, tus niveles de insulina aumentan, lo que hace que el cuerpo te pida más alimentos y sientas hambre entre comidas.

Biológicamente, estos antojos por azúcar son un reflejo de no estar consumiendo suficientemente proteína (o que la proteína que estás comiendo no está siendo digerida apropiadamente por tu cuerpo).

Esto se debe a que la proteína detiene las sustancias químicas de nuestro cerebro que hacen que queramos comer más y más, aun cuando no tenemos hambre. Esto se conoce como el sistema de recompensa neuronal.

Además, la proteína juega un papel fundamental en equilibrar los niveles de azúcar en la sangre. En otras palabras, si comes buena proteína en las medidas correctas, nivelarás los niveles de azúcar en la sangre y eso hará que se reduzcan tus antojos.

Si crees que estás comiendo la suficiente cantidad de proteína, pero aun así sientes ansiedad, te recomiendo que revises tus fuentes de proteína. Recuerda que no todas las proteínas son iguales y que comer proteína de baja calidad impedirá que tu cuerpo obtenga los nutrientes que necesita.

Otra causa común de la ansiedad son los cambios hormonales que experimentamos las mujeres cada mes y a lo largo del transcurso de nuestras vidas. Estas fluctuaciones hormonales nos hacen más susceptibles a querer alimentos azucarados con almidón.

Cuando estamos menstruando nuestros niveles de serotonina disminuyen. Éste es un químico en nuestro cerebro que nos da una sensación de placer. Al tener los niveles de serotonina bajos, tu cuerpo busca alimentos que te produzcan una sensación placentera en el cuerpo.

Te habrás dado cuenta de que cuando estás en esos días del mes siempre se te antoja algo dulcito, así que comes un pedacito de chocolate. En un abrir y cerrar de ojos sientes esa necesidad de comerte otro pedacito. Así sigues y sigues hasta que te comes la barra entera de chocolate... Lo peor no es que se te acaba rápido, sino que cuando te lo terminas aún quieres más. ¡Qué horror!

Ahí tienes la razón por la cual no puedes frenarte a la hora de matar esos antojitos. De la misma manera, estar constantemente estresada hará que tus hormonas de almacenamiento de la grasa y del apetito se descontrolen y te abran el apetito enormemente.

Ahora que ya sabes qué causa ansiedad quiero compartir contigo mis trucos para combatirla y no sucumbir a los antojos.

CONSEJOS PARA CALMAR LA ANSIEDAD

1. DILE "NO" AL AZÚCAR. Esta sustancia dulce que a tanta gente le gusta es una de las causas principales de muchos problemas de salud y, además, la que te ocasiona más y más antojos con cada bocado. Reducir (y si es posible eliminar) el azúcar de tu alimentación te ayudará a disminuir tu ansia por alimentos dulces.

Recuerda que el azúcar es altamente adictiva y que cuanto más la tomes, más la vas a querer. No caigas en ese círculo vicioso. Dedicaré más adelante un capítulo entero a esta sustancia adictiva y traicionera.

¿No te ha pasado que cuando comienzas tu día con un desayuno con, vamos a decir, una banana y un jugo de naranja, te sientes ansiosa durante todo el día y con un hambre terrible? Eso se debe a que todos estos alimentos (y muchos más, como los cereales, panecillos y arepas) están llenos de azúcar. Cuando empiezas la mañana de esta manera, elevas el nivel de azúcar en la sangre y, por consiguiente, el nivel de insulina. Esto predispone a tu cuerpo a sentirse con ansiedad todo el día.

2. COME PROTEÍNA DE BUENA CALIDAD EN LAS CANTIDADES CORRECTAS. Ya te hablé de la relación entre la ansiedad y la proteína. Si la falta de proteína nos causa antojos, es importante contrarrestarlos comiendo las cantidades adecuadas de proteína de alta calidad.

Como te comenté anteriormente en este capítulo, comer proteínas de alta calidad (en las medidas correctas) hará que tu cuerpo tenga menos antojos y que además te mantengas satisfecha luego de las comidas por más tiempo.

3. DESAYUNA SIEMPRE APENAS TE LEVANTES. Seguro que has escuchado que hay que desayunar como un rey, almorzar como un príncipe y cenar como un mendigo... ¡Es totalmente cierto!

El desayuno es una comida fundamental para mantener un estilo de vida saludable y, sobre todo, perder peso. Como indica su nombre, el desayuno rompe el período de ayuno que experimentamos cuando dormimos.

No desayunar (o tardar mucho tiempo en comerlo) hará que tengas más hambre y antojos durante el día.

Un buen desayuno debe contener 15 gramos de proteína para activar tu metabolismo y darle a tu cuerpo la energía que necesita para empezar el día con el pie derecho.

Por ejemplo: 1 huevo entero con 3 claras con 1/3 de taza de avena hecha en agua.

4. TOMA AGUA. Ya sabes que el agua es vital para el buen funcionamiento de nuestro cuerpo, pero... ¿sabías que beber agua en el transcurso del día te ayudará a controlar el apetito?

Muchas veces nuestro cerebro confunde la señal de sed con la de hambre. Esto hace que comas de más, aunque no tengas hambre. Para evitar eso, es importante que tomes aproximadamente 8 vasos de agua al día.

Hay que recordar que nuestro cuerpo está compuesto por más de 70% de agua y que ésta es un factor fundamental para mantener a nuestra piel, órganos y tejidos saludables y en su capacidad óptima.

Si no bebes suficiente agua, tu piel no estará suave y elástica, no estará saludable, nutrida o hidratada. Si tu piel está deshidratada, puede que se agriete y desarrolle arrugas.

El agua juega un papel importante en la expulsión de toxinas dañinas del cuerpo. Las toxinas hidrosolubles son expulsadas del cuerpo a través del consumo de agua. El agua también ayuda a expulsar toxinas de nuestros riñones al pasar por ellos, lo cual mantiene nuestro sistema urinario limpio y saludable.

El agua es una de mis bebidas preferidas porque no contiene calorías y no tiene ningún efecto negativo. Beber mucha agua te ayuda a no sentir hambre sin tener que sumar calorías.

5. ELIMINA LAS TENTACIONES. La mejor forma de no caer en tentaciones es evitándolas. Si tienes dulces y chocolates constantemente al alcance de la mano, se te hará más difícil no comerlas.

Toma decisiones inteligentes y elimina de tu despensa toda la comida chatarra y dulces.

De igual manera prepara tus comidas de la semana con anticipación. Pensarás dos veces antes de parar a comprar comida chatarra cuando tienes comida lista esperándote en casa. Esta práctica te ahorrará dinero y calorías extra.

6. EJERCÍTATE A DIARIO. Como ya sabes, una de las razones por la que nuestro cuerpo tiene antojos de azúcar es porque esta adictiva sustancia nos hace sentir bien; se liberan endorfinas, que le dan al cerebro una sensación de placer.

Entonces, ¿por qué no darle a tu cuerpo esta misma sensación placentera, pero con algo que nos hará más saludables?

Hacer ejercicios también nos hace sentir alegres y contentas gracias a que produce endorfinas. Adicionalmente, ejercitarnos es supereficaz para bajar nuestros niveles de estrés, que nos hacen acumular grasa abdominal y nos abren el apetito.

7. DUERME SUFICIENTE (Y PLÁCIDAMENTE). Darle a tu cuerpo el descanso que necesita ayuda a regular las cantidades correctas de la hormona leptina, la cual le transmite a tu cerebro la señal para que te sientas satisfecha y no tengas hambre constantemente durante el día.

Hay además muchas razones por las que dormir bien es indispensable para perder peso. Hablaré de ellas en el capítulo donde te revelaré todos los secretos para obtener un abdomen plano.

8. MANTÉN LA CALMA... ¿Sabías que un ataque de ansiedad dura solamente 60 segundos? La siguiente vez que tengas un antojo repentino distráete con otra cosa.

Antes de correr a comerte esa barrita de proteína, recuerda que tu cuerpo confunde muchas veces la señal de sed con la de hambre.

Así que si de pronto sientes un hambre repentina, toma un vaso de agua y espera unos segunditos. Te sorprenderás al descubrir que tu hambre posiblemente desaparezca.

Recuerda... ¡Si logras sobrevivir los primeros 30 segundos, ya estás a mitad de camino!

9

¿HAMBRE POR LAS NOCHES?: ALIMENTOS QUE ESPANTAN TUS ANTOJOS

Es de noche y ya preparaste una deliciosa y ligera cena, han transcurrido un par de horas y de pronto... te entra un hambre terrible. ¿Qué haces? ¿Tiras todos tus esfuerzos del día por la borda?

En mis años de experta en nutrición holística una de las preguntas más frecuentes que he recibido ha sido qué se puede comer después de la cena. Ya sabemos que la cena debe ser una comida ligera, pero cuando hablamos sobre qué hacer después de esta comida aún hay mucha confusión.

Hay una idea errónea y es que la comida número 6 (conocida como la merienda de la noche) es una comida opcional, cuando en realidad esta última comida del día es un punto importante al empezar un estilo de vida saludable. Hay que recordar que aun cuando te acuestas a dormir, tu cuerpo sigue trabajando. Por ejemplo, tus órganos entran en un proceso de desintoxicación y tus músculos siguen necesitando alimentos con que nutrirse. Es por esto que es imprescindible darle a tu cuerpo los nutrientes necesarios para ayudarle a recuperarse mientras cuentas ovejitas.

Pero antes de entrar en el tema quiero darte las razones por la que te da hambre cuando ya estás a punto de ponerte tu piyama para irte a dormir:

EMPEZASTE TU DÍA CON UN DESAYUNO LLENO DE AZÚCAR. Te habrás dado cuenta de que en esos días en que desayunas una banana o un cereal (aun los considerados "saludables") no pasa ni una hora cuando ya sientes tu estómago gruñendo, pidiéndote más comida. Entonces agarras, vamos a decir, una naranja. Dos horas más y de nuevo te entra un hambre como si no hubieses comido nada... y así te pasas el día picando como un pajarito por aquí y por allá.

Todo esto se debe a que empezaste tu día con un desayuno alto en azúcar. Esto causa que tus niveles de insulina en la sangre se eleven dramáticamente y que tu cuerpo te pida azúcar constantemente durante el día. En otras palabras, que te quieras comer la casa entera.

NO COMISTE SUFICIENTES CARBOHIDRATOS EN EL DESAYUNO Y ALMUERZO. Los carbohidratos son la fuente principal de energía de tu organismo. Cuando no consumes este importante grupo alimenticio, tu cuerpo se siente con hambre durante todo el día y te hace sentir antojos por alimentos llenos de carbohidratos de almidón como panes, arepas, pasteles, entre otros.

Es importante que incorpores carbohidratos de buena calidad como la avena o el pan integral a tu desayuno, merienda de la mañana y el almuerzo. Esto te ayudará a mantener estables los niveles de azúcar en la sangre y tener energía durante el día.

TE ESTÁS EJERCITANDO A DIARIO. Un aspecto importante de vivir una vida saludable es el ejercicio diario. Cuando incorporamos rutinas de ejercicios a nuestra vida diaria, nuestro metabolismo se pone a todo motor y nos pide más nutrientes para alimentar y recuperar los músculos después de una jornada de ejercicios.

Voy a explicártelo de otra manera. Un carro que maneja distancias más largas y por más tiempo va a necesitar más combustible que uno estacionado, ¿verdad? Así funciona nuestro cuerpo también.

Cuando nos ejercitamos activamos todas las partes del cuerpo y las ponemos a trabajar para que se mantengan saludables y activas. Es de esperar entonces que tu cuerpo te pida esta última comida por la noche para mantener tu metabolismo activo aun cuando estás durmiendo.

¿QUÉ PUEDES COMER DE MERIENDA DESPUÉS DE LA CENA?

Ya hemos dejado clara la importancia y la razón de la merienda de la noche, pero como te imaginarás, eso no significa que puedas comer cualquier cosa.

Yo conozco a muchas mujeres que, como saben que no deben comer carbohidratos de almidón (como pastas, papas, etc.), vienen y se comen una ensalada de fruta con la excusa de que por lo menos es mejor que comer un bizcocho.

Pese a que las frutas son buenas para nuestra alimentación (claro, todo con moderación), una parte fundamental de tener una vida saludable es no sólo comer los alimentos correctos, sino consumirlos en los horarios adecuados.

Entonces, ¿qué debes comer? La respuesta es muy sencilla: proteína. Este grupo alimenticio te ayudará infinitamente a alcanzar tus metas de perder peso y ponerte en forma.

Ahora, sin más preámbulos, enumero las opciones para combatir la ansiedad que nos da por las noches.

PEDACITOS DE PECHUGA DE POLLO. Una opción perfecta para aquellas personas que quieren una merienda un tanto sustanciosa. La pechuga de pollo es baja en grasa, es una buena fuente de proteína y es fácil de digerir. Lo idea es cocinar el pollo a la plancha, al horno o a la parrilla. De esta manera no dañas el valor nutricional de este rico alimento con calorías ni grasa añadidas.

Te recomiendo que comas aproximadamente 5 onzas, pero si no tienes una pesa en estos momentos, una buena aproximación es consumir lo que te quepa en la palma de tu mano.

PUDÍN DE LECHE DE COCO (O ALMENDRAS) CON SEMILLAS DE CHÍA. Si tienes antojo de comer algo dulce esta opción te va a encantar. Este pudín, además de rendir mucho, es delicioso. Contiene proteína vegetal, lo que lo hace una opción perfecta para vegetarianos y veganos. Asimismo, estas pequeñas semillitas se esponjan cuando las consumes, lo que te hace sentir llena y satisfecha por más tiempo.

Ingredientes:
- 1 taza de leche de coco (o de almendras)
- 1 cucharada de semillas de chía
- 1 pizca de extracto de vainilla (o un poquito de Stevia)

Preparación: poner todos los ingredientes en un envase de cristal y revolver. Meter en la nevera y dejar enfriar por lo menos por un par de horas. Listo para disfrutar.

CLARAS DE HUEVO. Los huevos son la segunda mejor fuente de proteína porque contienen todos los aminoácidos que tu cuerpo necesita en las proporciones correctas y, además, nuestro cuerpo los absorbe con facilidad.

Están llenos de proteínas, vitaminas y minerales. Se ha demostrado que uno de los aminoácidos que se encuentran en los huevos (leucina) ayuda a perder peso: ayuda a mantener el músculo delgado, mientras que te permite quemar grasa. Ésta es una alternativa muy fácil de hacer y que te quitará la ansiedad en un abrir y cerrar de ojos.

Ingredientes:
- 3 o 4 claras de huevo
- Aceite de coco en spray (o aerosol)

Preparación: calentar una sartén. Rociar el aceite en spray. Verter los huevos en la sartén y cocinar al gusto. Listo para disfrutar.

YOGUR GRIEGO SIN SABOR. Es muy rico en proteína y la proteína es de digestión lenta. Esto significa que te mantiene satisfecha durante más tiempo, evitando que caigas en la tentación de comer en exceso. Esto resulta en menos calorías ingeridas, facilitando la pérdida de peso.

El yogur griego también es una fuente rica en yodo, un nutriente vital para la tiroides. Dado que la tiroides juega un papel muy importante en cómo tu cuerpo procesa y almacena grasa, es fundamental obtener la cantidad de yodo necesaria.

Ingredientes:
- ½ taza de yogur griego sin sabor
- 1 cucharadita de linaza molida

LICUADO DE PROTEÍNA. Consumir un licuado de proteína hecho con agua sin añadirle grasa ni calorías adicionales. Los polvos de proteína son una de las deliciosas maneras de alimentar tus músculos y calmar tus antojos.

Los licuados de proteína son fáciles de digerir y además se le hace más fácil a tu cuerpo absorber todos los nutrientes que posee. Asegúrate de consumir un polvo de proteína sin azúcar, ni endulzantes artificiales, ni proteína de soja, ni gluten, ni rellenos.

Ingredientes:
- 1 medida (*scoop*) de polvo de proteína
- 1 vaso de agua

Preparación: poner los ingredientes en un mezclador y batir hasta que se forme una mezcla homogénea. Listo para disfrutar.

UN PUÑADO DE NUECES. Si necesitas comer una merienda de verdad, en lugar de engañar a tu cuerpo masticando algo como chicle, te sugiero que consumas un puñadito de nueces. Mis favoritas son las almendras crudas sin sal.

Las almendras contienen una gran cantidad de hierro y vitamina B, como la riboflavina. La riboflavina es esencial para la absorción de hierro por nuestro cuerpo. También es esencial para la metabolización de la glucosa y la oxidación de la grasa.

Ingredientes:
- 10 a 15 almendras crudas sin sal

Preparación: servir las almendras y listo para disfrutar.

10

EL AZÚCAR:
8 VECES MÁS ADICTIVA QUE LA COCAÍNA

¿Hay algo más dulce que el azúcar? Pues no, y tan tóxico tampoco. Seguramente te sorprenderá enterarte de que no sólo la diabetes es una consecuencia de su consumo, sino que enfermedades como el cáncer, la depresión, infertilidad, problemas del corazón, demencia y alteraciones de la piel, como el acné, se alimentan de esta adictiva sustancia. Es que el azúcar, al igual que el gluten, es un elemento altamente inflamatorio, que eleva los niveles de glucosa en la sangre sin aportar nada nutritivo a nuestro cuerpo. Además de eso, baja el ritmo del metabolismo, dispara las ganas de más azúcar y provoca que el cuerpo acumule grasa.

Ten en cuenta que un estadounidense consume en promedio unas 152 libras de azúcar al año, como lo sugiere una publicación al respecto del Departamento de Salud del estado de New Hampshire. Esto quiere decir que está llevando a su cuerpo unas 22 cucharaditas de azúcar cada día. Las cosas empeoran cuando se trata de los niños, que consumen unas 34 cucharaditas diariamente. Es fácil entender por qué los índices de prediabetes y diabetes en preadolescentes han aumentado tanto en los últimos años, llevando a que uno de cada cuatro tenga esa condición que terminará inevitablemente en diabetes.

Estudios científicos realizados por la Universidad de Harvard demostraron que esos exquisitos licuados de leche, ultraazucarados, elevan los niveles de azúcar en la sangre, así como la producción de insulina, y activan los centros del cerebro que piden a gritos más y más azúcar.

Es muy importante recalcar que cuando hablo de azúcar no me refiero solamente al azúcar de mesa sino a todos los alimentos que tienen azúcares "escondidos". Hay más de 60 maneras en que el azúcar puede estar listada en las etiquetas nutricionales. Por ejemplo: jarabe de maíz, sucralosa, caña de azúcar, azúcar de alcohol, por mencionar algunos.

Este tipo de azúcar se puede encontrar en todo tipo de alimentos, desde salsa de tomate, aderezos, condimentos, cereales (incluso los considerados "saludables"), panes y muchos más.

Por eso es imperativo que en lo posible prepares tus alimentos, salsas y aderezos en tu casa para controlar los ingredientes que usas y sin dejarte engañar por todos estos ingredientes añadidos que son dañinos para tu salud y sabotean tus esfuerzos de tener una vida saludable.

EL MILAGRO DE LOS 10 DÍAS

Como cualquier adicción, no es fácil liberarse de ella. Pero se puede. No todo está perdido. El doctor Mark Hyman demostró que quitar ese verdadero "vicio azucarado" de nuestro sistema ¡puede lograrse en tan sólo 10 días! Así es.

El primer paso, por supuesto, es decidirse y pasar a la acción. Luego, con pequeñas medidas, se puede lograr el milagro que te puede hacer perder unas siete libras al final del desafío de desintoxicación. Éstos son algunos cambios que puedes hacer para lograrlo:

SIN TRUCOS. No creas que por sustituir el azúcar por edulcorantes naturales o artificiales ya hiciste el cambio. Para nada. Éstos generan el mismo efecto en el cerebro y en el organismo, provocando esas ganas de ir por más. La única forma es eliminarlos por completo.

CALMA LAS GANAS CON ALIMENTOS FRESCOS Y SALUDABLES. Seguramente la ansiedad aparecerá muchas veces. En esas ocasiones opta por alimentos frescos como frutas o vegetales, pavo o pollo. No sólo te calmará, sino que estarás aportándole algo realmente nutritivo a tu cuerpo.

HAZ DE LA PROTEÍNA TU MEJOR AMIGA. Uno de los primeros efectos de abandonar el azúcar es esa sensación de debilidad y cansancio por la falta de carbohidratos. Para evitarlo, consume proteínas de buena calidad. Por ejemplo, un delicioso desayuno de huevos orgánicos o un licuado de proteína sin azúcar pueden proporcionarte la energía que necesitas para arrancar la mañana sin problemas.

ESCOGE LOS CARBOHIDRATOS CORRECTOS. Aunque no lo creas hay una larga lista de carbohidratos "buenos" que puedes agregar a tu alimentación en estos días como el brócoli, coliflor, col rizada, espárragos, champiñones o alcachofas.

SUMA GRASAS. Puede que pienses que enloquecí, pero la verdad es que las grasas adecuadas no sólo aportan al balance del azúcar en el cuerpo, sino que son imprescindibles para la estructura celular. Opta por nueces, semillas, aceites de oliva o coco, aguacates y pescados.

MANTÉN TU *KIT* DE PRIMEROS AUXILIOS. Cuando viene la locura por el azúcar podemos tirar todo lo avanzado por la borda con un simple arranque por algo inadecuado, como un pastel o un helado. Para que no te suceda, lleva siempre contigo algunas barras de proteína sin azúcar, semillas y nueces en la cartera. Así evitarás caer en tentación.

RESPIRA MÁS Y COMERÁS MENOS. Uno de los grandes enemigos en nuestro desafío de desintoxicación del azúcar es estresarnos y ponernos de mal humor. El estrés genera cortisol, una hormona que, cuando se eleva su nivel, nos hace guardar grasa alrededor del abdomen. Para evitarlo, ¡simplemente respira! Pero hazlo conscientemente. Hay estudios que demuestran que cada vez que respiramos profundamente, se activa el nervio vago, encendiendo nuestro metabolismo y, por ende, haciendo que quememos más grasa. Además, es una buena forma de frenar y distraer a la mente de cualquier tentación.

POR ULTIMO… DESCANSA MÁS. Está probado que dedicarle al cuerpo al menos 8 horas de sueño reparador puede ser una de las mejores armas para bajar de peso. Durante ese período las hormonas que se encargan de generar la sensación de apetito bajan la guardia y, con ello, la ansiedad por comer azúcar y carbohidratos. Haz de esto una regla de oro y ¡verás como esos 10 días pasan volando!

Un paso importante para liberarte de tu adicción al azúcar y, además eliminar todas esas toxinas que no te permiten perder peso, es hacer un plan de desintoxicación.

Muchos expertos en nutrición y *fitness* recomiendan hacer una desintoxicación cada 6 meses para liberarnos de todas esas toxinas que vamos acumulado a partir de la contaminación, alimentos procesados y los productos químicos que usamos para limpiar nuestras casas. Desintoxicarte le dará a tu cuerpo el descanso que necesita y además lo preparará para quemar grasa como nunca antes.

CÁNDIDA, EL HONGO MÁS TEMIDO

Puede que durante muchos años hayas peleado valientemente contra la obesidad... que hayas probado de todo, cambiado radicalmente de alimentación, de rutinas de ejercicio... que hayas modificado tu "chip" y estés en la vereda correcta hacia una vida sana y aún no logres nada. ¿Y sabes qué? Podría ser que esa ansiedad ilógica por el azúcar y tu freno para adelgazar se deba a un insignificante pero brutal enemigo: un hongo llamado *Candida albicans*.

Así como lo lees. *Candida albicans* es un hongo que está presente en todos nosotros, en las membranas superficiales y en las mucosas, pero cuando se reproduce excesivamente puede generar condiciones tan severas como eczema, psoriasis, acné, dolores de cabeza, sinusitis, alergias, vaginitis... De hecho, se dice que también puede llegar a generar cáncer. Y no sólo eso, este hongo afecta tanto nuestro estado físico como el mental y el emocional. Se cree que también es responsable de nuestros estados depresivos y de pánico, así como de distintas adicciones a productos como el azúcar y el alcohol, convirtiendo la pérdida de peso en una meta muy difícil de lograr o hasta imposible.

Veamos si reconoces algunos de estos síntomas:

- Cansancio extremo
- Depresión
- Deseo de comidas poco saludables como alcohol, caramelos, etc.
- Obesidad o pérdida de peso excesiva
- Alergias excesivas
- Migrañas
- Irritabilidad
- Falta de memoria
- Problemas vaginales
- Hinchazón abdominal
- Gases
- Diarrea o estreñimiento
- Síndrome premenstrual
- Dolores de oídos
- Dolor de articulaciones
- Confusión

¿CÓMO FUNCIONA?

Es bien reconocida la capacidad alucinógena de la mayoría de los hongos vegetales. Pues bien, decenas de estudios han comprobado que aquellos desarrollados en los organismos del reino animal afectan de igual manera el comportamiento. Por ejemplo, en un estudio realizado por el doctor William Crook, "The Effects of Candida On Mental Health", se investigó la relación de la cándida con varios trastornos mentales como depresión, autismo y ADHD.

Hay muchos ejemplos de especies animales que cuando se han infectado con hongos varían radicalmente su forma de actuar, llevándolos incluso al suicidio. Impactante, ¿verdad?

Bueno, cuando estamos bien de salud, la *Candida albicans* crece como la levadura en nuestro cuerpo y las bacterias que forman parte de la flora natural y buena se encargan de mantenerla bajo control. Sin embargo, el uso de anticonceptivos y antibióticos recetados, así como aquellos que entran a nuestro organismo a través de lo que comemos (como carnes, lácteos, etc.), provoca que esa flora "buena" pierda fuerza y el crecimiento de la cándida se dispare.

Otro dato importante que debes saber es que este hongo vive y se alimenta de azúcar, hidratos de carbono y todos aquellos alimentos fermentados y embutidos. Una vez que está alimentada, entra a nuestro sistema sanguíneo liberando toxinas que afectan al sistema nervioso y al inmunológico.

¿CUÁL ES LA RELACIÓN ENTRE LA CÁNDIDA Y LA OBESIDAD?

Pues te cuento que como hemos visto en otras enfermedades, una vez que entra en nuestro sistema, se desata un efecto dominó, que va aniquilando pieza a pieza hasta botar la última o que algo se interponga para ponerle fin al caos. Aquí sucede lo mismo.

Una vez que tenemos la cándida fuera de control, necesita alimentarse y empieza a buscar y a exigir comida. Nuestro cuerpo, que es su base de operaciones, empieza a pedir más azúcar y más carbohidratos que son los que la nutren. Mientras nosotros se los damos, este hongo sigue avanzando, creciendo y dañando lo que encuentre a su paso.

Lamentablemente la cándida es muy difícil de diagnosticar, pues como está presente en nosotros, no es fácil señalar cuándo la cantidad excede lo normal. Lo más sencillo para saber si estamos siendo sus víctimas es revisar los síntomas y observar qué tan fuerte es la necesidad de ingerir azúcar y carbohidratos.

¿CÓMO COMBATIRLA?

Por supuesto, existen medicamentos y tratamientos a base, por ejemplo, de dióxido de cloro en forma de gaseosa, sustentado entre otros por científicos japoneses. Se dice que tiene muy buenos resultados, ya que acaba o, en el peor de los casos, reduce los hongos anaeróbicos y de inmediato desaparecen los síntomas de depresión o ansiedad.

También se utilizan tratamientos combinados con plata coloidal. Sin embargo, aquí vamos de nuevo... si hurgamos en nuestra despensa y nevera, quizás podamos ayudar a combatirla mejor.

La regla número uno es eliminar de nuestra alimentación el azúcar, así sea en frutas y zumos de frutas o en sustitutos, y de igual forma los carbohidratos. Tampoco deberías tomar por un tiempo productos lácteos. Concentra tus ojos y tu ansiedad en vegetales y arroz integral, al menos por unos días de tratamiento.

Una vez que el cuerpo vuelve a la normalidad, generalmente después de algunos meses de cuidados, se pueden sumar frutas en cantidades limitadas y siempre con el estómago vacío para ayudar a digerirla fácilmente, evitando su fermentación, porque empeora las cosas. También puedes buscar algunos suplementos, así como hierbas que combaten naturalmente la cándida. Y una vez que el cuerpo está limpio y depurado, se puede también restablecer su flora natural, ayudándolo con probióticos como *acidophilus*.

Te sentirás mejor no sólo físicamente. Como te dije, este hongo es tan perverso que ataca fuertemente el estado anímico, y al quedar bajo control nos sentimos renovados, con más energía, mejor humor y hasta con mayor claridad mental. Te lo puedo asegurar.

12

DESINTOXICA TU HÍGADO Y PIERDE PESO CON ESTAS BEBIDAS NOCTURNAS

Perder peso es mucho más que comer saludable y hacer ejercicio. Para tener una vida saludable, tus órganos internos deben estar sanos y deben funcionar bien.

El hígado es uno de los órganos que hay que tener más en cuenta para poder adelgazar. Este órgano es responsable de más de 500 funciones en tu cuerpo, desde digerir las grasas hasta acelerar la actividad metabólica y purificar la sangre. Una mala alimentación puede afectar negativamente al hígado y, con ello, su capacidad de cumplir con eficacia cada una de sus funciones en el organismo.

Si tu hígado no funciona apropiadamente, vas a sufrir un sinfín de problemas de salud y perder peso se hará una misión imposible, ya que tu cuerpo no procesará las grasas ni las toxinas apropiadamente. Es por esto que es importante incorporar un plan de desintoxicación del hígado a nuestra rutina diaria.

Según mi experiencia, hay varias señales que pueden indicarte que necesitas depurar tu hígado. Aquí enumero algunas:

- Acumulación de grasa abdominal
- Dificultad para perder peso
- Fatiga

- Retención de líquidos
- Mal aliento

Una alternativa sencilla y que hago desde la comodidad de mi casa son estas 4 bebidas nocturnas que funcionan como remedios caseros para ponernos en forma y cuidar nuestra salud. Y te preguntarás, ¿por qué tengo que tomarme estas bebidas por la noche?

Mucha gente sabe que la mayoría de los programas de desintoxicación se hacen por las mañanas, pero lo que muchos no saben es que nuestros órganos "toman turnos" en sus procesos de depuración en el transcurso del día.

Cuando hablamos del proceso de desintoxicación de nuestro hígado, éste trabaja mejor por la madrugada. Si te tomas estos remedios justo antes de irte a dormir, vas a darle un impulso a tu hígado que permitirá tener una limpieza hepática adecuada.

Recuerda consultar con tu doctor antes de probar cualquiera de estas bebidas, para evitar cualquier contraindicación que puedan causar los ingredientes.

4 REMEDIOS NOCTURNOS PARA DEPURAR EL HÍGADO

INFUSIÓN DE LIMÓN Y JENGIBRE

Esta bebida es una aliada innegable para adelgazar y contiene dos ingredientes poderosos para facilitar la desintoxicación del hígado. El limón es un desintoxicante natural que ayuda a la metabolización de las grasas y que, además, es una buena fuente de antioxidantes y vitamina C, que nos ayuda a mantener nuestro metabolismo a todo motor.

El jengibre tampoco se queda atrás, ya que tiene un efecto termogénico que facilita la limpieza de toxinas y desechos de tu cuerpo. Esta raíz favorece la buena digestión y la óptima absorción de los nutrientes. Asimismo, el jengibre reduce la inflamación, los gases y los cólicos intestinales.

INGREDIENTES:
½ limón (zumo)
1 trocito de jengibre
1 taza de agua

PREPARACIÓN:
Hervir el agua en una olla. Añadir el limón y jengibre. Dejar reposar de 10 a 15 minutos. Tomar esta bebida por lo menos tres veces por semana.

TÉ DE MANZANILLA

Esta dulce bebida es idónea para consumir por las noches, ya que promueve la depuración del hígado y al mismo tiempo tiene propiedades antiinflamatorias. Es ligera para el estómago, lo que facilita la digestión, y además tiene un efecto sedante que nos ayuda a relajarnos y descansar.

INGREDIENTES:
1 cucharada de flores de manzanilla
(o 1 bolsita de té de manzanilla)
1 taza de agua

PREPARACIÓN:
Hervir el agua en una olla. Añadir la manzanilla. Retirar del fuego y dejar reposar por unos 5-10 minutos. Listo para disfrutar.

Continúa en la siguiente página

4 REMEDIOS NOCTURNOS PARA DEPURAR EL HÍGADO

INFUSIÓN DE MENTA

Esta infusión te ayuda a eliminar toda la chatarra y toxinas que se van acumulando en tu colon e hígado, gracias a su contenido de aceites esenciales como la mentona y el mentol, que funcionan como un digestivo natural en tu organismo. Esta bebida también es ideal para consumir luego de la cena para facilitar la digestión de las grasas.

INGREDIENTES:
2 cucharadas de hojas de menta (o 1 bolsita de té de menta)
1 taza de agua

PREPARACIÓN:
Hervir el agua en una olla y añadir las hojas de menta. Dejar reposar por unos 2-3 minutos. Retirar del fuego y colar. Tomar después de la cena. Listo para disfrutar.

AGUA TIBIA CON LIMÓN

Si bien el agua tibia con limón hace maravillas a primera hora de la mañana para activar el metabolismo, también es un potente remedio para desintoxicar el hígado. Sencilla y práctica, facilita la función hepática gracias a sus capacidades desintoxicantes, depurativas y diuréticas.

INGREDIENTES:
½ limón verde o amarillo (zumo)
1 taza de agua

PREPARACIÓN:
Hervir el agua en una olla. Retirar del fuego y servir en una taza. Exprimir el zumo de medio limón y listo para disfrutar.

13 ALIMENTOS "SALUDABLES" QUE TE ESTÁN ENGORDANDO

Si te quieres ver bien, tienes que tomar las decisiones correctas respecto a lo que comes. Pero tan simple como suena esa teoría, ponerla en acción puede ser más difícil de lo que parece. Todos sabemos las comidas que tenemos que evitar: ésas a las que les echamos la culpa porque nos engordan... las galletas, los caramelos, las comidas fritas.

Pero probablemente no sabes que muchas de estas comidas que estás reemplazando con comidas "saludables" pueden ser igual de malas para tu cintura. De hecho, muchas de las comidas que te dijeron que son saludables, ¡puede ser que te estén engordando! Aquí tienes 13 ejemplos.

1. HARINA DE ALMENDRAS

Seguro has escuchado millones de veces que la harina te engorda y que además no tiene valor nutricional. Es posible que incluso lo pensaras más de dos veces antes de meterle una mordida a un pastel teniendo eso en la cabeza. Y de pronto apareció la fabulosa alternativa de la harina de almendras.

Las almendras son un alimento saludable lleno de nutrientes que nuestro cuerpo necesita, así que mucha gente asume erróneamente que este tipo de harina es más saludable.

¿Dónde está el problema?

- **Para empezar la harina de almendras altera tu percepción de cantidad.** Cuando comemos almendras es fácil saber cuántas comemos y es más fácil para nuestro cerebro registrar la señal de saciedad. En cambio cuando consumimos harina de almendras, tu cuerpo pierde la percepción de sentirse lleno y continúas comiendo. ¿Quieres un ejemplo? Una taza de harina de almendras contiene alrededor de 90 almendras. Entonces, si preparas panecillos usando 2 ½ tazas de harina de almendras para 4 porciones, estarás comiendo ¡56 almendras por cada porción!

- **La grasa en la harina de almendras cambia cuando se calienta.** Esto quiere decir que cuando se calientan las almendras, se produce una reacción química que causa que algunos de los ácidos grasos se conviertan en ácidos grasos oxidados. Recuerda que la grasa oxidada significa radicales libres y los radicales libres significan daño celular.

- **Contiene un alto nivel de grasa poliinsaturada.** De las grasas que se encuentran en las almendras, alrededor de 20% son ácidos grasos poliinsaturados. Consumir mucha grasa de este tipo puede traer como consecuencia que se presenten problemas de salud como un metabolismo lento, inflamación corporal, problemas digestivos, una función tiroidea lenta y problemas de supresión en la producción de la progesterona y de andrógenos, mientras que incrementa la producción de estrógenos. Esto significa que puedes aumentar de peso, sufrir de síntomas premenstruales, acné y más.

- **Contiene niveles altos de oxalatos.** Los oxalatos son compuestos orgánicos producidos por la plantas como mecanismo de defensa ¡para evitar que se las coman! La harina de almendras contiene muchos oxalatos y esto puede ser un problema serio para las personas que sufren de permeabilidad intestinal, artritis, disbiosis intestinal o problemas de comportamiento como el Síndrome de Déficit de Atención.

En lugar de utilizar harina de almendras, puedes utilizar harina de coco. Las grasas que se encuentran en la harina de coco son principalmente saturadas, lo que significa que las puedes calentar sin que se vuelvan tóxicas para tu cuerpo. Además, el aceite de coco que se encuentra en la harina de coco es considerado un ¡súper alimento! Te ayuda a perder peso, acelera tu metabolismo y muchos beneficios más. Escoge acelerar tu metabolismo con harina de coco en lugar de frenarlo con la harina de almendras.

2. JUGO DE FRUTAS

Llámese jugos de frutas, néctares o licuados de sólo frutas, todos éstos son bombas de azúcar para el cuerpo.

Un ejemplo que a todos los latinos nos ha pasado: de niños siempre nos decían que nos bebiéramos el jugo de naranja para no enfermarnos. Eso es porque la naranja es rica en vitamina C y es una excelente fruta para merendar. Pero el jugo de naranja envasado no es tan nutritivo. Los jugos de frutas están llenos de azúcar, lo que hace que el nivel de la insulina suba y nuestro cuerpo entre en modo de almacenamiento de grasa.

Además, hay que prestar mucha atención a las etiquetas porque muchas veces los llamados jugos de frutas tienen un mínimo contenido de frutas (a veces ni lo contienen) y terminan siendo cocteles de químicos y conservantes que no son buenos para la salud. Recuerda mi consejo... si un niño de 8 años no puede leer la lista de ingredientes de un producto, no lo compres.

3. YOGUR CON SABOR

Mucha gente piensa que el yogur es una comida saludable y una mejor opción que el helado. Pero éste no es el caso. Es cierto que el yogur natural es bueno y muchas marcas contienen bacterias saludables que ayudan a la digestión, pero el problema aparece cuando se le agrega el sabor a fruta.

Normalmente el yogur está endulzado con azúcar y jarabe de maíz de alto contenido en fructosa. Lo mejor que puedes hacer es comer el yogur natural (sin sabor) y agregarle fruta fresca.

4. EL MANÍ Y LA MANTEQUILLA DE MANÍ

Seguro que has escuchado de alguna gente que tiene alergia al maní (o cacahuates como se le conoce en otros países), pero ¿sabías que el maní causa un efecto inflamatorio en nuestro cuerpo incluso si no tienes alergia?

Esto se debe a que este alimento contiene unas toxinas peligrosas llamadas aflatoxinas que son cancerígenas (afectan especialmente al hígado) y muy tóxicas para nuestro cuerpo. Asimismo, el maní tiene un alto contenido en ácidos grasos omega-6 que aumentan el riesgo de desarrollar enfermedades cardiovasculares y también causa inflamación en nuestro cuerpo. Un dato importante que hay que recordar es que el maní es uno de los cultivos más expuestos a pesticidas.

Mi recomendación es que te alejes totalmente de cualquier producto que contenga maní (o mantequilla de maní) como licuados de proteína, meriendas, etc. Mejor opta por almendras o por mantequilla de almendras hecha en casa.

5. GELATINA

Además de tener su origen en el colágeno procedente de los tejidos conectivos de animales, como los tendones y cartílagos, este alimento está relleno de un sinfín de ingredientes artificiales nocivos para la salud.

Para empezar, contiene el famoso Rojo-40 (Red-40), un ingrediente hecho de petróleo lleno de compuestos cancerígenos y vinculado a la hiperactividad. Muchas gelatinas contienen DHA, un ingrediente prohibido en muchos países en el mundo y relacionado con el cáncer.

Por si fuera poco, contiene endulzantes artificiales, colorantes artificiales y conservantes para que se preserve a largo plazo.

6. FRUTA SECA

Es muy fácil arruinar algo bueno. La fruta fresca es una merienda perfecta, pero cuando se deshidrata, se convierte en una bomba de tiempo que puede explotar en cualquier momento en tus glúteos y muslos. Los frutos secos han sido deshidratados, lo cual indica que contienen más calorías —de 6 a 8 veces más— que la fruta fresca. Y para empeorar las cosas, muchas compañías les agregan azúcar para incrementar su sabor y ayudar a conservarlas por más tiempo.

7. GRANOLA

La granola se considera una comida saludable para desayunar porque contiene nueces y avena. Pero muchas veces contiene azúcar y aceites grasos para mantenerla crujiente. Todo esto hace que tu cuerpo pida más azúcar y hace más difícil mantenerte en un plan alimenticio.

8. CHICLE (GOMA DE MASCAR)

Mucha gente recomienda mascar chicle para controlar la ansiedad y comer menos, pero hay varias razones por las que puede tener un efecto contraproducente.

- Puede aumentar tu ingesta de comida chatarra. Mucha gente mastica chicle para reducir los antojos, pero al final lo que están logrando es predisponerse a consumir más alimentos poco saludables. Un estudio publicado en la revista *Eating Behaviors* descubrió que mascar chicle redujo la motivación de comer comida saludable y por el contrario hizo que la gente quisiera consumir más comida chatarra.

- Puede ocasionar problemas gastrointestinales. Al mascar chicle le mandas señales a tu cuerpo de que la comida está en camino. ¿Qué significa eso? Tu estómago empieza a producir los ácidos y enzimas para hacer la digestión. Al no recibir alimentos estos ácidos pueden ocasionar problemas gastrointestinales. Además, mascar chicle hace que traguemos aire en exceso, lo que puede generar distensión abdominal en la gente que sufre del síndrome del intestino irritable.

- Problemas con los dientes y la mandíbula. Si consumes chicle con azúcar estás prácticamente "bañando" tus dientes con azúcar que puede ponerte en un gran riesgo de desarrollar caries.

Por si fuera poco, el constante movimiento de la boca puede causar un doloroso trastorno de la articulación temporomandibular, lo que hará incómodo mover tu mandíbula.

9. ADEREZO SIN GRASA PARA ENSALADAS

Aquí vamos nuevamente: que sea "libre de grasa" no es sinónimo de saludable. Muchos aderezos libres de grasa contienen demasiada azúcar para darles sabor. Pero esto va más allá. La comida con aderezo libre de grasa puede disminuir el valor nutritivo de los vegetales en esa ensalada.

10. "PAPITAS" DE VEGETALES

Se supone que son una alternativa a las papitas regulares, ya que están hechas de vegetales. Bueno, resulta que estas papitas están repletas de maíz o papa, con un poco de polvo de vegetal para darle color. En otras palabras, son papitas normales que han sido procesadas. Están llenas de calorías y no ofrecen ningún valor nutritivo.

11. BEBIDAS DEPORTIVAS

La publicidad muestra a los atletas bebiendo estas bebidas, lo que da la impresión de que son saludables. Pero en realidad estas bebidas son solamente azúcar y agua. ¡Una botella de 20 onzas (500 gramos) de Gatorade contiene más azúcar que un *snack*!

12. FRUTAS ENVASADAS

Ok, éstas no están deshidratadas... ¡Son sólo frutas en una lata! No puede ser malo, ¿o sí? Tristemente... Sí, porque en vez de dejar que la fruta se macere en su propio jugo, las compañías le agregan jarabe de maíz de alto contenido en fructosa para darle sabor y conservar la fruta por más tiempo. El jarabe de maíz de alto contenido en fructosa está vinculado con problemas de salud como la obesidad.

13. BARRAS DE PROTEÍNA

En los últimos años hemos visto un auge de barras de proteínas como alternativas saludables para merendar o para "sacarme de apuros". En realidad, éstas son dulces y golosinas disfrazadas de comida saludable.

Muchas de estas barras de proteína contienen la proteína de peor calidad (la proteína de soja o soya), y en muchos casos tienen una pobre cantidad de proteína para enmascarar todos los demás ingredientes que las hacen peor que un dulce. ¿Cuál es el ingrediente principal de la mayoría de las barras de proteína? ¡El azúcar! Ya sea como jarabe de maíz, aceites hidrogenados, saborizantes artificiales, edulcorante y para de contar.

DESPEJANDO MITOS...
¿FRUTAS O JUGOS DE FRUTAS?

Vamos a hablar de las frutas. Como habrás visto en las recomendaciones de planes alimenticios saludables ocupan un lugar importante, ya que son una fuente de vitaminas, enzimas, aceites, antioxidantes, minerales, carbohidratos, aminoácidos y ácidos grasos. También poseen cantidades altas de fibra soluble que colabora con el tránsito intestinal, evitando la acumulación de gases y putrefacciones en el organismo. De la misma manera, contienen bastante fructuosa, que es el tipo de azúcar natural. Por su abundancia en agua, ayudan además a liberar al organismo de residuos y, a la larga, mantienen las células jóvenes por más tiempo.

Son uno de los alimentos de más fácil digestión, ya que requieren poco consumo de energía. La mayoría de las frutas, a excepción de las bananas, los dátiles y los frutos secos, no tardan más de 30 minutos en atravesar el intestino completo para descomponerse y liberar todos sus nutrientes. Al comerlas correctamente, la energía se concentra en limpiar el organismo de desechos tóxicos, ayudando con esto a perder peso. ¿Dónde está el problema entonces? Está en que no las consumimos correctamente.

FRUTAS Y SÓLO FRUTAS

Culturalmente aprendimos a terminar nuestro almuerzo o cena con un postre. Si ese postre es de frutas, estamos convencidos de que estamos optando por la alternativa más saludable. Pues te cuento que no es así. Si bien es cierto que estás sumando una porción de frutas a tu alimentación, debes saber que no deberían ser combinadas con otros alimentos. La razón es que el azúcar de las frutas, al entrar en contacto con los jugos intestinales, fermenta los demás alimentos, descomponiéndolos más rápido y entorpeciendo su digestión.

El doctor Herbert Shelton, en *Food Matter*, dice: "Los alimentos almidonados se deben comer por separado, ya que el almidón es digerido con enzimas distintas a aquellas utilizadas para la digestión de cualquier otro grupo alimenticio. La combinación de alimentos almidonados y frutas puede causar fermentación y gas". La fructuosa es necesaria para nutrir el cerebro y el páncreas, mientras se consuma adecuadamente no causa fermentación.

Guillermo Martín, colaborador de Quemando y gozando, mentor holístico de salud y nutricionista de diagnóstico funcional, en su página *Salud estratégica* explica qué sucede con los azúcares cuando licuamos las frutas:

> Piensa en cuántas manzanas necesitas para conseguir sólo un poquito de zumo. Al no quedar fibra, los carbohidratos simples (sacarosa, glucosa, fructosa... etc.) del licuado pasan rápidamente desde el estómago a la sangre y causan una subida repentina de insulina. Esto no es algo deseable porque los alimentos en su estado natural tardan más tiempo en ser digeridos y la subida de insulina es más progresiva. Esta subida en "pico" puede contribuir a un problema cada día más común: la resistencia a la insulina.
>
> Además, la fructosa (el azúcar predominante en las frutas) es metabolizada principalmente en el hígado donde, a menos que haya un déficit

de glucógeno, será convertida en ácidos grasos libres para ser almacenada. Es decir, ingerir altas cantidades de glucosa y fructosa puede inducir diabetes tipo II (resistencia a la insulina) e hígado graso. Justo lo contrario de lo que muchos pretenden al hacer licuados. La única excepción para tomar un concentrado de frutas y verduras sin fibra sería después de una sesión intensa de ejercicio o estando en ayunas y sin mezclar con otros alimentos.

Uno de los errores más comunes es desayunar, por ejemplo, al estilo americano, mezclando jugo de naranja con proteínas como el huevo, una tostada, un café con leche, y si eres latina, seguramente le agregas unos frijolitos refritos. Pues te cuento que el jugo de naranja que te proporciona tu ración de frutas, será una bomba de tiempo que hará que fermente todo lo demás, generando alcohol. Sí, como lo lees. Alcohol que se irá directo a tu hígado.

Cuando combinamos frutas con otros alimentos, nuestro organismo no funciona correctamente y a la larga comenzamos a deteriorarlo, debilitándolo y dejándolo más propenso a enfermarse.

COMBINARLAS, TODO UN ARTE

Una vez que tienes claro que es mejor comer frutas y sólo frutas, también debes tener en cuenta que eso del *tutti frutti* no es muy buena idea. No todas las frutas son iguales: las hay dulces, semidulces, semiácidas y ácidas. Hay que saber cuáles se pueden mezclar.

Es importante que sepas que las frutas ácidas o cítricas, una vez que entran en nuestro organismo, se vuelven alcalinas, es decir, pierden su acidez. Si las comes por la mañana, sin mezclarlas con otros alimentos, te ayudarán a limpiar tu cuerpo, intestinos, sangre y toxinas, además de reforzar tu sistema inmunológico gracias a su contenido de vitamina C.

TIPOS DE FRUTAS			
SEMIDULCES:	**DULCES:**	**SEMIÁCIDAS:**	**ÁCIDAS:**
manzana, papaya, pera, uvas rojas, duraznos, mango, guanábana.	melón de agua (patilla o sandía), banano, durazno, higo, mamey, uvas pasas.	ciruela, kiwi, níspero, tejocote (karhashi o manzana de Indias), uvas verdes, bayas de Goji, capulín o cereza mexicana.	mandarina, piña, toronja, fresa, guayaba, limón, moras, frambuesa, arándanos.

Es recomendable no mezclar más de tres frutas al tiempo para que puedan digerirse adecuadamente y aportar todos sus beneficios. Puedes mezclar:

- Ácidas con ácidas
- Ácidas con semiácidas
- Dulces con dulces
- Dulces con semidulces

Existen dos mezclas peligrosas que veo a mucha gente consumir sin tener idea de lo peligrosas que son:

NARANJA CON ZANAHORIA: ésta es una mezcla peligrosa para nuestro cuerpo. Al consumirlas juntas tienen un efecto tóxico que puede generar problemas estomacales como reflujos y acidez. Esto se debe a que el exceso de vitaminas estimula un exceso de bilis y puede causar el mal funcionamiento del hígado.

GUAYABA CON BANANA: esta combinación causa un efecto similar a la naranja con zanahoria, lo que te ocasiona acidez estomacal y agruras.

¿CUÁNTA FRUTA COMER?

Algo que debes tener en cuenta es que la mayoría de las frutas contienen altos niveles de azúcar y casi tres veces la cantidad de calorías de la mayoría de las verduras. Por eso los expertos coinciden en que dos o tres porciones por día son suficientes para un adulto, sin correr el riesgo de aumentar de peso ni desarrollar diabetes.

Pero debemos tener claro que una porción no necesariamente se refiere a una pieza de fruta. En el caso de una pera o una manzana pequeña, puede ser, pero una porción se refiere a la medida que se necesita para suplir las necesidades alimenticias en una ocasión. Por ejemplo, un par de rodajas de melón o un pote pequeño de cerezas corresponden cada uno a una porción. Para mayor exactitud, puedes pesar entre 120 a 200 gramos de fruta, lo que corresponde a una porción.

¿CON O SIN PIEL?

Por cuestión de comodidad y presentación, es muy común pelar la mayoría de las frutas que se pueden comer con la piel. Pero debemos tener presente que el valor de la fruta está tanto en su pulpa como en su piel. Ambas contienen aportes nutricionales y en algunos casos son diferentes.

La piel de la manzana, por ejemplo, contiene altas cantidades de fibra y pectina. Otras tienen importantes aportes de vitamina E. La piel de las uvas protege contra la luz ultravioleta y disminuye el riesgo de cáncer. Frutas como los arándanos, higos, albaricoques, peras, uvas, ciruelas, frambuesas y fresas son verdaderas potencias de actividad biológica concentradas en gran parte en su piel. Al interactuar con la luz solar se forman una variedad de pigmentos, como los flavonoides y carotenoides, que son los nutrientes responsables de reforzar la salud.

Por eso, recomiendo lavar muy bien las frutas para eliminar los restos de pesticidas y comerlas con piel.

¿ES LO MISMO EL JUGO DE FRUTAS QUE LA FRUTA ENTERA?

Hoy en día está de moda esto de licuar para convertir todo en jugos y zumos. Ciertamente entre no consumirlas o al menos beber el jugo, es mejor esto último. Pero debemos saber que al licuar la fruta o extraer el zumo se pierde una parte importante de sus propiedades. Primero, porque no siempre es posible disfrutar de la cáscara y sus beneficios. Además, nuestro organismo está preparado para aprovechar los nutrientes a través de todo el proceso de masticar los alimentos, mezclarlos con la saliva, los jugos gástricos, etc. Vitaminas como la vitamina C, por ejemplo, suelen perderse casi por completo cuando la fruta cambia de estado.

Cuanto más natural e intacta sea la manera de consumir las frutas, mejor será la absorción de nutrientes.

Además de la piel, la pulpa de la fruta también contiene fibra y otros nutrientes. El área blanca de la naranja es una fuente importante de flavonoides, mientras que los jugosos gajos concentran la mayor parte de su contenido en vitamina C. Pero en nuestro cuerpo, la vitamina C y los flavonoides deben funcionar juntos para levantar nuestro sistema inmunológico.

También se pierde gran cantidad de fibra al convertir la fruta en zumo. Para crear un vaso de jugo de manzana, por ejemplo, se requieren unas cuatro manzanas. Enteras, éstas poseen de 12 a 15 gramos de fibra dietética en total que se pierde casi por completo al transformarlas en jugo.

¿TOMAR O NO TOMAR JUGO DE FRUTAS?

Si te das cuenta, los jugos de frutas terminan siendo un concentrado de azúcar al que se le ha despojado de los nutrientes y la fibra para ayudar a digerir y metabolizar. Además, cuando consumes un vaso de jugo de frutas aumenta más y más rápido el nivel de azúcar en la sangre que si te comieras la fruta entera. Más aún, si te tomas un pote de jugo que compras en el supermercado, generalmente contiene sólo un pequeño porcentaje de jugo natural y una gran cantidad de edulcorantes añadidos. Incluso aquellos jugos que aseguran ser orgánicos, 100 % naturales, sin aditivos, son un verdadero fraude.

Lo más seguro es que estés ingiriendo una bomba de calorías sin sentido, sin aporte real de nutrición. Hay estudios que demuestran que muchos de esos jugos que aseguran ser una bomba energética y nutricional que sustituye una comida lo único que te aporta es un montón de calorías vacías.

COMPARA LOS NIVELES DE NUTRICIÓN

Para motivarte aún más a optar por la fruta entera, aquí te doy algunos datos que te ayudarán a pensar mejor las cosas. Ten en cuenta que las calorías específicas y nutrientes varían dependiendo de la fruta que eliges y cómo se procesa su jugo.

Un vaso de 8 onzas de zumo de frutas que contenga más de 3% de jugo tiene: 110 calorías, 0,3 gramos de proteína, 0,25 gramos de grasa, 27 gramos de hidratos de carbono y 0,2 gramos de fibra.

Una taza de ensalada de frutas frescas: 75 calorías, 1,2 gramos de proteínas sin grasa, 18 gramos de hidratos de carbono y 4 gramos de fibra.

Un vaso de 8 onzas de jugo de manzana sin azúcar tiene cerca de 115 calorías y 0,5 gramos de fibra.

Una taza de manzana tiene 57 calorías y 2,6 gramos de fibra.

Te recuerdo también que la fibra de la fruta entera puede mejorar el nivel de azúcar en la sangre, estimular la pérdida de peso, reducir el colesterol y la presión arterial, aliviar la inflamación, disminuir los factores de riesgo cardiovascular y mejorar la salud digestiva.

De acuerdo a un estudio del *British Medical Journal* de los investigadores de la Escuela de Salud Pública de Harvard publicado en 2013, las personas que comían más frutas enteras presentaban menor riesgo de diabetes, mientras que las personas que bebían más jugo de fruta aumentaban el riesgo de padecer la enfermedad. Esto se debe al índice glucémico más alto y menor cantidad de fibra del jugo de frutas en comparación con las frutas enteras.

¿Aún te preguntas qué es mejor? No lo creo. Nada mejor que una porción de fruta fresca, entera, a la hora correcta. Ésa es la inyección de nutrientes que tu cuerpo necesita.

JUGOS VERDES: LA ESPERANZA DE BAJAR DE PESO BEBIÉNDOLOS

Vamos a aclarar una de las preguntas que me toca responder a diario. Hoy en día muchos expertos de la salud proclaman los beneficios de los jugos verdes para perder peso y nutrir y desintoxicar el organismo. Para muchas personas la rutina de las mañanas incluye licuar cada pedazo de frutas y vegetales que encuentren en su cocina, esperando que los ayude a deshacerse de esas libras extra y reemplace un desayuno que no alcanzan a tomar.

Muchas amigas me comentan que van a la nevera y ven la fruta que está próxima a dañarse y entonces deciden mezclarla con vegetales sin saber si son compatibles o no. Éste es el primer error cuando se trata de preparar jugos verdes, pues si ya leíste el capítulo anterior, sabrás que hay combinaciones que incluso pueden hacernos subir de peso y ocasionar problemas mayores.

Aunque los jugos verdes son una excelente manera de incorporar antioxidantes, vitaminas y minerales esenciales para tu salud, si no lo haces de la manera adecuada te pueden perjudicar. No porque diga *verde* debe llevar espárragos licuados.

NO ES LO MISMO JUGOS QUE LICUADOS

La razón principal por la que muchas personas escogen los jugos es para aumentar la cantidad de frutas y vegetales frescos que consumen al día. Las frutas y vegetales le proporcionan al cuerpo una gran cantidad de vitaminas y minerales que fortalecen el sistema inmunológico y combaten el estrés oxidativo. También te permite incorporar a tu alimentación nuevas frutas y vegetales, que normalmente no comerías. Muchos nutricionistas creen que el cuerpo absorbe con mayor facilidad los nutrientes proporcionados en los jugos porque no tiene la necesidad de descomponer primero los alimentos.

Algo que debes tener en cuenta es que cuando extraes los jugos, pierdes casi toda la fibra que obtendrías al comerte la fruta o la verdura entera.

Por su parte, los licuados son muy sencillos de preparar y en su mayoría los puedes hacer en una licuadora normal. Este método es muy parecido al de los jugos, pero con una gran diferencia: los licuados no les quitan la fibra dietética a los alimentos, por lo que resulta más fácil alcanzar la ingesta de fibra recomendada de al menos 25 gramos por día. También puedes incrementar la cantidad de fibra agregándole un par de cucharadas de semillas de linaza o de chía.

Ambos, los jugos y los licuados, son beneficiosos para tu salud. Son una excelente forma de comer grandes cantidades de frutas y vegetales sin problema. Paula Martinac, escritora de salud y nutrición de Demand Media, dice: "Cada método tiene ventajas y desventajas. Cuando quieres incrementar tu ingesta de vegetales y frutas frescas, los jugos son una excelente manera de lograr este objetivo. Pero si necesitas una comida o merienda para llevar, que te proporcione nutrientes y te satisfaga, los licuados son tu solución".

Sin embargo, no debemos utilizar cualesquiera de estos dos métodos al extremo y excluir completamente cualquier otro tipo de alimento durante mucho tiempo. Lo mejor es seguir el consejo de Kathleen Alleaume del *Sydney Morning Herald*: "Si decides probar una desintoxicación con jugos (a lo mejor para romper con malos hábitos alimenticios), elegir un jugo a base de vegetales es la mejor forma de reducir el contenido calórico y el azúcar".

Tal como menciona el nutricionista funcional Guillermo Martín, "los vegetales están cargados de fitonutrientes que son antioxidantes, desintoxicantes y ¡curativos! Sin embargo, para los humanos, resulta difícil subsistir exclusivamente gracias a ellos, porque necesitamos un gran volumen al día para obtener suficientes calorías, además debido al alto contenido en fibra, extraer toda la nutrición (proteínas especialmente) requiere tiempo y una capacidad digestiva poderosa".

Es decir, debes tener presente que el jugo verde es un complemento para tomar entre comidas, pero no puedes reemplazar tus comidas por licuados. Y en segundo lugar, recuerda que no poseemos un mecanismo natural para facilitar la digestión mecánica de los vegetales (como sí lo tienen animales como las vacas o los gorilas).

¿QUÉ VEGETALES SE DEBEN COMBINAR PARA OBTENER EL MAYOR BENEFICIO?

Lo importante es concentrarse en vegetales que contengan agua, que puedan hidratarnos y, con eso, ayudarnos a adelgazar. La clave es utilizar como base las espinacas, menta, perejil, coles rizadas, apio (que baja la presión arterial) o pepino (que es abundante en agua).

No combinarlos con vegetales verdes que son ácidos como las lechugas, arúgula o brócoli. Mezclar vegetales ácidos como brócoli, arúgula, piña y banana es como beber una bomba atómica, pues estás sumando acidez al cuerpo.

Para variar las frutas, la manzana verde, piña, limón y toronja (pomelo) son las únicas recomendadas para usar en el jugo verde.

Continúa en la siguiente página

¿QUÉ VEGETALES SE DEBEN COMBINAR PARA OBTENER EL MAYOR BENEFICIO?

Podemos utilizar, por ejemplo, una manzana verde, coles rizadas que tienen mucha fibra, apio y un pepino verde. Otra combinación es pepino, zanahoria, apio y jengibre.

Cada jugo verde tiene una misión. Para bajar la barriga, por ejemplo, debemos optar por alguno con ingredientes diuréticos como pepino, apio, agua de coco y limón.

Más adelante te daré algunas recetas de los jugos verdes más recomendados para nutrir, desintoxicar y bajar de peso.

OTROS DETALLES QUE DEBES TENER EN CUENTA

Que estés tomando jugos verdes no significa que puedes olvidarte de sumar ensaladas a tus platos fuertes. Vuelvo y te repito: los jugos complementan tu alimentación, pero no deben ser la base de ésta. De hecho, como expliqué antes, nuestro organismo está diseñado para extraer los nutrientes de los alimentos a través del proceso de masticación, dejando que las enzimas de la saliva actúen sobre los alimentos para comenzar a digerirlos. Los licuados se saltan esos pasos necesarios en nuestra digestión. Por eso, aunque no es lo más agradable del mundo, muchos expertos recomiendan dejar que los licuados y jugos tengan cierta textura, con pedacitos de vegetales que se sientan, para que podamos masticarlos y no tragarlos directamente, y así evitar molestias como gases o dañar la digestión.

Si no tienes tiempo para preparar un jugo verde, es preferible que no lo tomes, pero no optes por jugos verdes embotellados. Por más que los envases prometan ser 100% naturales, orgánicos libres de GMO, hasta las marcas más reconocidas han perdido juicios millonarios por mentir sobre estos puntos.

Hace unos años, dos de las marcas más vendidas reconocieron que sus productos contenían GMO y sustancias sintéticas como óxido de zinc, ácido ascórbico, calcio pantotenato y otros entre sus ingredientes para preservar la frescura.

Si bien algunas compañías comenzaron produciendo jugos y licuados naturales de manera artesanal, al ser compradas por grandes corporaciones dejaron de producirlos de la misma manera para hacerlos más rentables. De inmediato deben incorporar el proceso de pasteurización, en el que se pierden y destruyen la mayoría de los nutrientes.

Otro punto en contra de estos jugos es que mezclan frutas y vegetales sin tener en cuenta su aporte, acidez y compatibilidad. De la misma forma, para acentuar el sabor, pueden llegar a mezclar cantidades extraordinarias de frutas. Muchas de estas botellas llegan a tener más de 200 calorías, provenientes en su mayoría del azúcar.

Los *smoothies* tradicionales, bajos en grasa, aun con sacarina pueden tener unas 263 calorías. Para quemarlas, deberías caminar al menos 73 minutos, correr 30 minutos, nadar 20 o 40 minutos en bicicleta.

Otro factor que no debes olvidar es la fibra. Nuestro cuerpo no digiere la fibra, sino que pasa por nuestros intestinos casi sin modificarse, ya que no contiene nutrientes. Juega un papel crucial en la promoción de la salud digestiva y a su vez promueve la pérdida de peso pues, como explico en mi libro *Al rescate de tu nuevo yo*, la fibra en nuestro estómago nos ayuda a sentirnos satisfechas por más tiempo.

La fibra soluble que se encuentra en algunas frutas, verduras y frutos secos reacciona al entrar en contacto con el agua y forma una sustancia gelatinosa que retrasa el proceso digestivo, haciendo que los alimentos permanezcan en el tracto digestivo por más tiempo. Como resultado, evita que desees comer meriendas poco saludables o que comas en exceso.

La ingesta diaria recomendada de fibra para los hombres es de 31 a 38 gramos y para las mujeres de 21 a 25. Para que tus licuados te mantengan satisfecha y llena de energía por más tiempo, utiliza col rizada y agrégale semillas de chía o linaza que son ricas en fibra.

No debes olvidar tampoco los macronutrientes: proteínas y grasas. Un licuado sin las proteínas y grasas adecuadas no te mantendrá saludable por mucho tiempo. Te hará sentir cansada y con flojera a la media hora de haberlo tomado. Hay estudios que han demostrado que la proteína, especialmente el aminoácido leucina, acelera la pérdida de peso y mantiene controlado el nivel de azúcar en la sangre. La leucina también evita que pierdas masa muscular, asegurando principalmente la quema de grasa.

Otra forma en que la leucina promueve la pérdida de peso es incrementando el nivel de saciedad. Disminuye el nivel de los triglicéridos en la sangre, lo que le facilita a la leptina (la hormona reguladora del apetito) enviar la señal de saciedad al cerebro para que no sigamos llenándonos de calorías. Algunas maneras de incorporar proteína a nuestros licuados es agregando leche de almendras o de coco, semillas de girasol, semillas de linaza, semillas de cáñamo, espinaca, garbanzos cocidos, aguacate o palta, remolacha, lentejas o avena.

Las semillas de chía, linaza, cáñamo y aguacate también suman puntos como macronutrientes pues, además de proteínas, aportan grasas de las buenas. Un par de cucharadas de semillas de chía te aportan ácidos grasos omega-3 y antioxidantes para protegerte de los radicales libres generados durante el ejercicio. También puedes usar unas cucharadas de aceite de coco, aceite de oliva y, aunque su sabor no es el mejor, también puedes usar aceite de hígado de bacalao.

OTRAS CONSIDERACIONES

NO REEMPLAZAR TU DESAYUNO CON UN JUGO VERDE. Es verdad que los jugos verdes están llenos de todas las vitaminas y minerales que tu cuerpo necesita, pero no son un buen sustituto para un desayuno. Si vas a tomar un jugo verde en el desayuno es importante añadirle proteína (como polvo de proteína o semillas de cáñamo) o grasas buenas.

Si tienes problemas de estómago es mejor que no tomes un jugo verde en ayunas, ya que puede ocasionar ardor o molestias estomacales en algunas personas.

Una regla recomendada es esperar por lo menos 2 horas después de una comida antes de beber un jugo verde y espera 20 minutos después de beber uno para que hagas tu próxima comida. Beber jugo con el estómago relativamente vacío permite que las vitaminas y minerales se incorporen directamente al torrente sanguíneo. La fibra o la comida en el estómago impide que el cuerpo absorba rápidamente los nutrientes del jugo.

NO ESPERAR PARA BEBERLO. Tan pronto como el jugo verde recién hecho queda expuesto al aire, sus enzimas vivas comienzan a degradarse, lo que disminuye su contenido nutricional. Las enzimas vivas de un jugo fresco proporcionan energía inmediata, algo que no sucede con un jugo que lleva preparado más tiempo. Por esta razón es mejor consumirlo en los primeros 15 minutos de prepararlo. Si decides guardarlo, ten en cuenta que debe ser refrigerado de inmediato y no deberías consumirlo después de 72 horas.

Si todas las mañanas estás tomándote el tiempo para hacerte un licuado, es mejor que continúes haciéndolo así, porque es la manera más beneficiosa para tu salud y tu pérdida de peso. La combinación perfecta te hará sentir increíblemente llena de energía y positiva durante el día. Si tu licuado no te da estos resultados, definitivamente algo no está bien. Recuerda que no se trata de una bebida de colores llamativos, sino una sanadora, que cambiará tu vida.

JUGOS VERDES Y AGUAS ADELGAZANTES

Aquí comparto contigo 5 recetas de jugos verdes fabulosos y aguas adelgazantes para llenarte de energía, revitalizarte y, además, adelgazar. Suena genial, ¿verdad?

JUGO VERDE PARA RECUPERAR TUS MÚSCULOS, LLENARTE DE ENERGÍA Y QUEMAR GRASA

INGREDIENTES:	PREPARACIÓN:
1 puñado de espinacas	Mezcla todos los ingredientes en la licuadora y listo.
1 puñado de col rizada	
1 trocito de cúrcuma	
6 oz de agua de coco natural sin azúcar añadida	
1 taza de piña	
1 limón (zumo)	
2 cucharadas de semillas de cáñamo (*hemp seed*)	
½ aguacate pequeño	

JUGO PARA ELIMINAR LA ANSIEDAD Y ALIMENTAR TUS MÚSCULOS

INGREDIENTES:	PREPARACIÓN:
1 medida (*scoop*) de polvo de proteína	Mezcla todos los ingredientes en la licuadora y listo.
1/3 taza de yogur griego	
4 fresas	
1 cucharada de semillas de chía	

Continúa en la siguiente página

JUGOS VERDES Y AGUAS ADELGAZANTES

LICUADO REDUCTOR DE PESO

INGREDIENTES:	PREPARACIÓN:
1 rebanada de piña 2 varas de apio 1 limón (jugo) 1 trozo de cristal de sábila 1 manojo de perejil 1 vaso de agua	Mezcla todos los ingredientes en la licuadora y listo.

LICUADO PARA ALIVIAR UN HÍGADO GRASO Y ADELGAZAR

INGREDIENTES:	PREPARACIÓN:
1 toronja (pomelo) ½ pepino 1 cucharadita miel (opcional) 1 vaso de agua	Mezcla todos los ingredientes en la licuadora y listo.

JUGO VERDE PARA COMBATIR EL ESTREÑIMIENTO

INGREDIENTES:	PREPARACIÓN:
½ manzana ¼ pepino 1 hoja de col rizada 1 chorrito de limón ½ taza de espinaca 1 cucharadita de linaza	Mezcla todos los ingredientes en la licuadora y listo.

EL MITO DE LA LECHE DE VACA: ¿BENEFICIA NUESTRO CUERPO?

Estoy segura de que has visto la gran cantidad de publicidad en revistas y televisión que nos invita a tomar leche. Es una suposición común que la leche de vaca beneficia nuestra salud. Pero la realidad es otra.

La leche de vaca es leche materna diseñada para alimentar a terneros. Incluso ellos dejan de tomar leche una vez que crecen. De hecho, ponte a pensar, ¿qué otro animal continúa tomando leche después de terminar la etapa de la lactancia? La respuesta es: ninguno. Como bien lo explica el sitio Saveourbones.com, no hay duda de que la leche de vaca es una excelente fuente alimenticia para los terneros. Nacen con un peso aproximado de 100 libras, que aumenta alrededor de 8 veces hasta el momento de su destete. Pero, a diferencia de nosotros los humanos, una vez que crecen, no vuelven a tomar leche de nuevo.

¿POR QUÉ LA LECHE DE VACA ES DAÑINA PARA NOSOTROS?

Todas las especies de mamíferos producen leche especialmente diseñada para el crecimiento y bienestar de sus crías, desde su nacimiento hasta su destete. La leche de vaca está diseñada para duplicar el peso de un ternero en sus primeros 50 días de vida, algo que definitivamente no quisiera que me sucediera a mí en tan poco tiempo. Además, también contiene el doble de proteínas que la leche materna humana.

Los compuestos químicos de la leche de vaca son absolutamente perfectos para la alimentación de un ternero. Lo mismo ocurre con la leche humana diseñada para los bebés. Pero si alimentáramos con leche humana a un ternero, seguramente sufriría malnutrición y se enfermaría. ¿Por qué entonces alimentar a nuestros niños con leche no humana?

La mayoría de la leche producida en lecherías, que se vende en los supermercados, está plagada de hormonas femeninas sintéticas porque a las vacas se las inyectan para que produzcan la mayor cantidad de leche posible. Además, 80% de las vacas están preñadas mientras son utilizadas para producir leche. Muchos de los problemas de salud que hay alrededor del mundo se atribuyen a este exceso de hormonas, especialmente la pubertad precoz.

Asimismo, a las vacas les dan una gran cantidad de antibióticos para prevenir infecciones. Todas estas sustancias químicas vienen incluidas en la leche que tomamos. La excepción es la leche pura, sin procesar, proveniente de vacas libres, alimentadas con pasto orgánico. Es posible obtener algún beneficio de la leche cruda y sin procesar. Pero no todo el mundo tiene acceso o puede gastar tanto dinero en este tipo de leche, ya que es mucho más costosa. Además, muchas personas son intolerantes a la lactosa. La prestigiosa Clínica Mayo dice al respecto: "La intolerancia a la lactosa, también conocida como deficiencia de lactasa, significa que no puedes digerir completamente el azúcar de la leche (lactosa) que se encuentra en los productos lácteos. Por lo general, la intolerancia a la lactosa no es peligrosa, pero los síntomas pueden llegar a ser muy incómodos".

Lo curioso es que esta intolerancia es una condición común en muchas personas, ya que nuestro cuerpo deja de producir la enzima lactada, necesaria para descomponer la lactosa, una vez que pasamos la etapa de primera infancia. Esto se debe a que no estamos diseñados para beber leche después del período normal de lactancia.

El doctor John F. Unruh, especialista en Rehabilitación Neurológica, publicó en el año 2010 un informe con una treintena de razones por las que, de acuerdo a sus estudios, el consumo de leche de vaca equivale a consumir veneno para ratas. Entre las más destacadas están:

- Reduciría el hierro en los niños pequeños, además de contribuir a la carencia de ácidos grasos esenciales y vitamina E. Por esto en 1993, la Academia Nacional de Pediatría de Estados Unidos publicó un comunicado oficial aconsejando que ningún niño beba leche animal antes de los 18 meses de edad.
- Estimula al cuerpo a producir mucosidad. No en vano cuando se sufre de un resfriado los doctores recomiendan no tomar leche.
- Crea un caldo de cultivo que permite que las bacterias crezcan en el cuerpo. El proceso de pasteurización que se utiliza dura apenas 15 segundos y para inactivar las bacterias malas de la leche se necesita por lo menos 15 minutos.
- La caseína presente en la leche se utiliza para producir pegamento. Asimismo, provoca que los tejidos blandos de la garganta, cavidades nasales, etc., se hinchen, causando problemas para respirar.
- Muchos productos lácteos están asociados con enfermedades como diabetes, esclerosis múltiple, del corazón, de Crohn, síndrome de intestino irritable, cataratas, entre otros.
- Contiene exceso de grasa, que bloquea las arterias incluso de personas jóvenes.
- Es una combinación perfecta de minerales que ayuda a madurar el sistema digestivo de sus crías. Recordemos que las vacas cuentan con un estómago complejo de cuatro cavidades que les permite regurgitar, masticar y tragar sus alimentos varias veces antes de digerirlos. Completamente diferente al aparato digestivo de los humanos.
- Causa un gran número de alergias y sensibilidades, además afecta el comportamiento, sueño y concentración, entre otros.

- Se ha demostrado que ciertas proteínas presentes en la leche animal, como la caseína y la del suero de leche, irritan el sistema nervioso de los humanos, provocando problemas neurológicos que se agravan en los niños.
- Es una de las sustancias que contienen más dioxinas, que facilitan el desarrollo de cáncer. Por ejemplo, algunos estudios han relacionado la leche con el cáncer de próstata en los hombres y de ovario en las mujeres, hasta en 66%.
- Disminuye los niveles de zinc en los niños.
- El consumo de leche animal puede también estar asociado con el síndrome de muerte súbita infantil y la esclerosis lateral amiotrófica (enfermedad de Lou Gehrig).

¿Y EL CALCIO DE LA LECHE?

Por supuesto que nuestro cuerpo necesita calcio y la leche contiene bastante calcio, pero también contiene una cantidad de proteínas tan grande que a nuestro cuerpo se le hace imposible absorber el calcio que contiene la leche de vaca. Lo peor de todo es que, debido al alto contenido de proteínas en la leche, el cuerpo utiliza el calcio de los huesos como un neutralizante en la sangre. Entonces, en lugar de obtener calcio de la leche, tu cuerpo pierde calcio cuando bebes leche.

La osteoporosis y arterioesclerosis son muy raras en culturas donde el consumo de leche es limitado. De hecho, estudios más recientes han probado que la leche y el queso en realidad pueden ser los causantes de la osteoporosis, informa la Fundación Nacional de Osteoporosis de Suráfrica, ya que las altas cantidades de proteínas en los lácteos provocan que el calcio se separe de los huesos. Y el calcio que existe se use para procesar el exceso de proteínas de la leche.

La mejor fuente de calcio son los vegetales de hojas verde oscuro. Si eres como la mayoría de las personas, lo más seguro es que tu alimentación no contenga suficientes vegetales de hojas verdes. En estos casos puedes utilizar suplementos de alimentos integrales para obtener la cantidad de calcio adecuada. Igualmente, puedes utilizar leche de almendras en lugar de leche de vaca como fuente de calcio.

¿Y QUÉ PASA CON LA OSTEOPOROSIS?

Tomar leche para la prevención de la osteoporosis es una práctica muy común. Sin embargo, no existe evidencia que sugiera que un mayor consumo de productos lácteos ayude a la prevención del desarrollo de esta enfermedad. De hecho, los países con mayor índice de consumo de leche también tienen el mayor índice de osteoporosis. Es probable que esto se deba a que el cuerpo tome el calcio de los huesos para encargarse de la proteína que ingiere con la leche de vaca.

Durante años nos dijeron que debemos comer muchos huevos, queso y beber mucha leche para obtener la cantidad de calcio y vitamina D que nuestro cuerpo necesita. Pero en los últimos 20 años, más o menos, finalmente estamos entendiendo que esta información puede que no sea correcta.

LA VITAMINA D ES CLAVE

Se ha notado también que, mientras que el número de personas que beben leche ha disminuido, la cantidad de personas con deficiencia de vitamina D ha incrementado. Especialmente en Estados Unidos, las personas no pueden salir al sol todos los días. Muchas personas creen que esto se debe a que la gente pasa la mayor parte del tiempo en espacios cerrados donde no puede recibir luz directa o utilizan cremas solares con un nivel muy alto de protección. El sitio médico especializado WebMD dice al respecto:

La exposición solar es una manera sencilla y confiable de obtener vitamina D. La exposición al sol de la cara, brazos y piernas dos o tres veces por semana, por cerca de una cuarta parte del tiempo que se necesita para broncearse levemente, es suficiente para que la piel produzca la vitamina D necesaria para nuestro bienestar.

La vitamina D nos ayuda a prevenir muchas enfermedades y trastornos de nuestro cuerpo y además es necesaria para la producción de calcitriol, una hormona esteroide. La vitamina D trabaja junto con otras hormonas y nutrientes en nuestro cuerpo para mejorar el proceso de renovación ósea. El calcitriol también se convierte en parte de las células saludables y ayuda con el proceso de renovación de los tejidos. Lamentablemente, nuestro cuerpo no produce vitamina D. Éstas son las dos fuentes principales de vitamina D: la luz solar directa con rayos fuertes de UVB (unas horas de exposición al sol a la semana), o en alimentos que contengan vitamina D como pescados o alimentos fortificados con la vitamina.

ALTERNATIVAS PARA REEMPLAZAR LA LECHE ANIMAL

Hoy en día, los supermercados del mundo entero están plagados de opciones para reemplazar la leche animal. La más popular es la leche de soja, pero tal como he mencionado en otros capítulos, no soy muy fanática de esta alternativa porque en la actualidad es prácticamente imposible encontrar soja libre de GMO, es decir que no haya sido genéticamente modificada.

Sin embargo, existen muchísimas opciones como: la leche de arroz, avena, coco, plátano, lino, entre otras. Cada vez aumentan los productos "lácteos" derivados de estas alternativas a la leche animal. Incluso, hay fórmulas para bebés muy nutritivas y saludables hechas con estas opciones veganas.

No podemos ignorar que, a pesar de que nuestra cultura occidental está acostumbrada a contar con la leche como base alimenticia, una parte de la población mundial no la toma y obtienen el calcio y todos los nutrientes que requieren de otras fuentes. Hay una larga lista de productos que nos pueden proveer de calcio, vitaminas y minerales sin problema.

FUENTES DE CALCIO		
Aceitunas	Col verde	Melaza
Ajonjolí	Coliflor	Perejil
Almendras	Escarola	Pistachos
Amaranto	Espinaca	Puerro
Avellanas	Fríjol pinto y negro	Repollo
Berros	Garbanzos	Semillas de girasol
Brócoli	Higos	Uvas pasas

8 PODEROSAS RAZONES PARA TOMAR LECHE DE ALMENDRAS

Durante todos estos años en que me he dedicado a investigar las mejores opciones alimenticias y saludables, he aprendido y comprobado que una de las más recomendables para reemplazar la leche animal es la de almendras. Su rico sabor y cremosa textura, además de su versatilidad, la convierten en la alternativa perfecta, no sólo para personas intolerantes a la lactosa o veganas, sino también para quienes buscan una alternativa saludable para su dosis diaria de leche.

¿Es la leche de almendras realmente beneficiosa para ti? Sí, y vamos a ver por qué.

1. TU CORAZÓN TE LO AGRADECERÁ. La leche de almendras contiene grasa monoinsaturada, pero no contiene grasa saturada ni colesterol.

También posee muy poco sodio y es una mezcla perfecta para tener un corazón saludable. Contiene ácidos grasos omega-3, los cuales se ha demostrado que reducen significativamente el nivel de VLDL (colesterol malo) y de triglicéridos. Además de sus propiedades para reducir el colesterol, la vitamina E que contienen las almendras, combinada con la actividad antioxidante, previene enfermedades cardíacas como la cardiopatía isquémica, la aterosclerosis y la carcinogénesis.

2. FORTALECE LOS HUESOS. La leche de almendras es una rica fuente de calcio, magnesio y potasio, los cuales son muy importantes para mantener los huesos fuertes. Aunque su contenido de calcio no es tan alto como el de la leche de vaca, la leche de almendras contiene aproximadamente 30% de la ingesta diaria recomendada de calcio. También contiene 25% de la ingesta diaria recomendada de vitamina D, que trabaja en conjunto con el calcio para mantener los huesos densos y fuertes. La vitamina D es esencial para la absorción de calcio del cuerpo.

3. AYUDA A QUE TU PIEL LUZCA MÁS JOVEN Y RADIANTE. La leche de almendras también es rica en vitamina E, un antioxidante poderoso, el cual revierte los efectos del envejecimiento prematuro. Previene las arrugas neutralizando el daño de los radicales libres. Además, promueve la producción de colágeno y acelera el proceso de regeneración de las células. También mejora el proceso de cicatrización y ayuda a compensar la decoloración de la piel.

4. PREVIENE LA DIABETES. La leche de almendras pura y sin edulcorantes es muy baja en carbohidratos. Una taza contiene cerca de 1,4 gramos. Esto evita que tu nivel de azúcar en la sangre se eleve repentinamente. También tiene un bajo índice glucémico, lo que mantiene estable el nivel de azúcar en la sangre y a su vez protege el páncreas y los riñones de posibles daños causados por el incremento repentino de insulina. Además, en lugar de ser almacenados como grasa en nuestro cuerpo, estos carbohidratos son quemados inmediatamente como fuente de energía, lo que evita que aumentemos de peso.

5. ES RICA EN VITAMINAS Y MINERALES. Comparada con las otras alternativas para la leche de vaca, como la leche de soja o de arroz, la leche de almendras es la más rica en vitaminas y minerales. Contiene hierro, zinc, cobre, magnesio, manganeso, calcio, potasio, fósforo y selenio, entre otros. Muchas otras leches deben ser fortificadas con estos minerales, pero la leche de almendras los contiene naturalmente, esto significa que la puedes preparar en casa y aun así obtener todas las vitaminas y minerales sin ningún aditivo.

6. ES EXCELENTE PARA TUS MÚSCULOS. Aunque no es una gran fuente de proteína, la leche de almendras contiene una gran cantidad de hierro y vitamina B, como la riboflavina. Ésta es esencial para la absorción de hierro por nuestro cuerpo. Ayuda a los músculos a almacenar energía. También es esencial para la metabolización de la glucosa y la oxidación de la grasa. Los bajos niveles de hierro en nuestro organismo pueden provocar fatiga muscular. El hierro es necesario para transportar el oxígeno, ya que forma parte tanto de la hemoglobina, la cual transporta oxígeno en la sangre, como de la mioglobina, la cual transporta oxígeno a los músculos.

7. SABOR DELICIOSO CON POCAS CALORÍAS. Muchas personas rechazan el sabor tan intenso de la leche de vaca. Para ellas, la leche de almendras puede ser una alternativa refrescante por su suave sabor a nueces. Además, es muy baja en calorías. La leche de almendras natural (sin edulcorantes) contiene aproximadamente 30 calorías. Si quieres adelgazar, la leche de almendras te puede ayudar. Contiene menos calorías que la leche entera (146 calorías por una taza), que la leche de 2%, de 1% e incluso menos calorías que la leche descremada.

8. ES FÁCIL DE PREPARAR EN CASA. De hecho, te recomiendo que la prepares en casa, de esta forma sabes exactamente lo que contiene. Muchas de las leches de almendras que puedes conseguir en los supermercados contienen versiones sintéticas de vitaminas, además de aditivos tóxicos como los carragenanos, que se utilizan para mejorar la textura de la leche, pero pueden inflamar nuestro sistema digestivo y también producir cáncer.

Preparar leche de almendras es muy sencillo: sólo hay que remojar las almendras en agua durante toda la noche, licuarlas en la mañana y ¡listo! Si prefieres una textura más suave, la cuelas, aunque la pulpa contiene mucho calcio. También le puedes agregar un toque de extracto de vainilla para añadirle más sabor. ¡Es mucho más sencillo que ordeñar una vaca!

LECHE DE ALMENDRAS

INGREDIENTES:
1 vaso de almendras crudas
3 tazas de agua (750 ml)
Canela, cardamomo, vainilla, etc. (al gusto)

PREPARACIÓN:
Para hacer la leche de almendras casera necesitarás almendras crudas, sin sal, ni aceites, ni nada. Las cantidades especificadas te darán algo más de 1 litro de leche. Pero no tienen por qué ser exactas. Van en función de la intensidad que queramos darle al sabor. Así, si quieres una leche con más sabor a almendras, puedes aumentar la cantidad de éstas y disminuir la de agua. Eso sí, debes tener en cuenta que si reduces los mililitros de agua, también se reducirá la cantidad final de leche de almendras.

No es necesario que quites la piel a las almendras, no alterará el sabor. Lo que sí debes hacer es dejarlas en remojo en agua durante 4 horas o incluso toda la noche; esto potencia todas sus propiedades nutritivas. Pasado el tiempo, bota el agua y enjuaga las almendras varias veces con agua limpia.

Continúa en la siguiente página

LECHE DE ALMENDRAS

Vierte las almendras limpias en una licuadora. Vierte las tres tazas de agua y bátelas durante unos minutos. Si no dispones de licuadora, puedes utilizar una licuadora normal, sólo te demorará más tiempo, pero el resultado es prácticamente el mismo. Debes batir hasta que no queden restos de almendras, sino una pasta. En ese momento puedes agregar el aroma que más te guste para intensificar el sabor de tu leche de almendras casera y seguir batiendo. No es obligatorio, pero le dará un toque diferente. Puedes utilizar canela, vainilla, cardamomo... lo que quieras.

Una vez que tengas la mezcla bien batida, la cuelas para obtener la leche de almendras. Para ello, necesitarás un recipiente y un colador de tela o malla fina, preferiblemente el primero. Si no dispones de ninguno de estos coladores, puedes utilizar una bolsa de algodón orgánico, un paño fino de algodón o gasa. En caso de utilizar el paño de algodón o gasa, deberás colocarlo sobre un colador común y éste encima del recipiente.

Simplemente pon el colador sobre el recipiente y vierte la mezcla. El proceso de colar la leche te llevará unos minutos puesto que la pasta que quedó de las almendras es bastante espesa. Para acelerar el proceso, utiliza una cuchara para remover la mezcla poco a poco.

Cuando tengas la leche casera colada, puedes utilizar la pasta sobrante para salsa de almendras o cualquier receta de cocina con almendras. ¡Ya tienes tu leche de almendras! Como ves, es un proceso muy sencillo y que no requiere muchos ingredientes. Debes saber que esta leche no dura muchos días, así que te recomiendo que la guardes en tarros o botellas de cristal con cierre hermético y la consumas antes de 3 días.

LECHE DE COCO Y SUS BENEFICIOS

Otra de las leches veganas que se han puesto de moda, aunque en algunas culturas es venerada desde siempre, es la leche de coco. Múltiples estudios han demostrado que tiene infinidad de propiedades que la convierten en un verdadero milagro de la naturaleza, pues protege el organismo fortaleciendo su sistema inmunológico.

Éstas son algunas de sus propiedades:

- La falta de hierro en nuestro organismo complica la producción de hemoglobina, que es la encargada de mantener los niveles de oxígeno en sangre. Esto suele terminar en anemia. Para combatirlo de manera rica y sabrosa, cuatro vasos de leche de coco al día aportan los niveles necesarios.
- La leche de coco es también rica en magnesio, por lo tanto, es maravillosa para combatir los desagradables calambres y dolores musculares. Este mineral también ayuda a nivelar el calcio, pues cuando hay exceso, activa las células nerviosas.
- Ayuda a aliviar los síntomas de la artritis.
- Ayuda a combatir los radicales libres gracias a su aporte de selenio.
- Reduce los niveles de presión arterial gracias al potasio que contiene.
- Es una fuente de vitamina C, que ayuda a fortalecer el sistema inmunológico.
- Es rica en zinc, que reduce el riesgo de cáncer de próstata.
- Es toda una maravilla para el cuidado de la piel y el cabello porque ayuda a su humectación.
- Es una fuente rica en fibra, lo cual la convierte en un arma poderosa en un plan alimenticio para bajar de peso.

¿CÓMO PREPARAR LECHE DE COCO?

INGREDIENTES:

1 taza de coco rallado

1-1½ litros de agua

PREPARACIÓN:

Remoja el coco rallado en el agua durante un par de horas (o hiérvelo durante un par de minutos). Deja enfriar durante 10 minutos y viértelo en la licuadora. Licúa a alta potencia durante 3-5 minutos. Cuela el preparado, si lo deseas. Consérvalo en una jarra en el refrigerador.

Si deseas una textura muy fina y homogénea, puedes usar un colador de tela, en lugar de uno de malla metálica.

Si has hervido el coco durante un par de minutos, la leche de coco se conservará durante aproximadamente una semana en el refrigerador. En caso de haber preparado la leche con coco rallado en agua a temperatura ambiente, sin hervirlo, se conserva de 3 a 5 días, dependiendo de cuánto enfríe la nevera.

LA PROTEÍNA DE SOJA Y EL DRAMA DEL GMO

Seguramente a estas alturas te estás preguntando ¿qué pasa con la proteína de soja? Aunque ya lo he comentado brevemente en capítulos anteriores, aquí quiero explicarte por qué prefiero no incorporarla en mis recomendaciones, pues no se trata de "satanizar" un producto que históricamente es conocido por sus atributos alimenticios. Imagino que habrás oído hablar de los GMO... Se trata de la abreviación que se les da a productos que han sido genéticamente modificados. Ésa es la clave del problema. Pero vamos por partes.

LA SOJA, UN ALIMENTO NOBLE

¿Sabías que en el año 3000 a. C. ya los chinos consideraban la soja, o soya, una de las cinco semillas sagradas? Pues tan antigua es que en Oriente se conocen sus bondades desde entonces. No en vano los japoneses aseguran que "el que tiene soja, tiene carne, leche y huevo".

La soja es una legumbre con un alto valor nutritivo que incluye la mayoría de los aminoácidos esenciales y un alto porcentaje de proteínas de alta calidad. Cien gramos de soja contienen unos 37 gramos de proteína. Esto es casi el doble que la carne, cuatro veces más que el huevo y 12 veces más que la leche de vaca. También contiene isoflavonas que son similares a los estrógenos u hormonas femeninas.

Igual que otras proteínas, la soja ayuda a incrementar el óxido nítrico y acelera la recuperación muscular después del ejercicio, así como ayuda a la pérdida de grasa y puede controlar el apetito. Algunos estudios también han demostrado que la proteína de soja puede ayudar a reducir el riesgo de cáncer de seno, así como los síntomas de la menopausia.

Hasta aquí, todo bien.

ALGUNAS CONTRAINDICACIONES DE LA SOJA

Ciertos estudios han demostrado que la soja contiene ácido fítico, el cual impide la asimilación de algunos minerales como el calcio, magnesio, cobre, hierro y zinc. Se cree que también tendría efectos adversos relacionados con la digestión, por lo cual muchos expertos hoy en día sugieren que se use solamente soja orgánica o que haya sido fermentada, como es el caso de la salsa de soja, edamames o como germinado de soja.

Pero si en general la soja es mundialmente reconocida como un alimento con tantas propiedades, ¿dónde está entonces el problema? En que por más carteles de "orgánica" que lleve en su envase, hoy en día difícilmente se puede encontrar una semilla libre de GMO.

LOS GMO Y SUS TERRIBLES EFECTOS

Si te pones a investigar a fondo sobre los efectos que los alimentos genéticamente modificados tienen en el mundo, te encontrarás con una verdadera película de terror de la que pocos se atreven a hablar. Un alimento GMO es un producto al cual se le ha modificado su cadena de ADN agregándole algún elemento que lo haga más resistente a plagas, que aumente su productividad o modifique su forma original. Hoy en día nos encanta comer sandía o uvas sin semillas, manzanas de forma perfecta, tomates en toda época del año, maíz de granos gigantes, etc. Pero si te das cuenta, para llegar a esa perfección, todos estos alimentos han sido modificados genéticamente, alterando su naturaleza.

Aunque las investigaciones sobre los efectos de estos alimentos y semillas genéticamente modificadas, así como la aplicación de pesticidas y fertilizantes aún están en pañales, cada día nos sorprendemos con nuevos descubrimientos y efectos en nuestra salud. No hay que ahondar tanto en la ciencia para darse cuenta de que las modificaciones en la cadena natural del ADN de los productos deteriora nuestro propio ADN.

Según los científicos, los alimentos GMO pueden ocasionar desde cáncer y enfermedades inmunológicas, hasta problemas en nuestras glándulas, infecciones, virus desconocidos, esterilidad y deformaciones al nacer, entre otras.

ALGUNAS EVIDENCIAS

Aunque en 1765 la soja fue introducida desde China a Estados Unidos, específicamente al estado de Georgia, hoy en día su cultivo se extiende por todo el planeta. De hecho, Estados Unidos es el país con mayor producción de soja a nivel mundial, seguido por Brasil, Argentina e India, según las cifras oficiales del Departamento de Agricultura de Estados Unidos.

Según esta agencia, Argentina está entre los cuatro productores mundiales de grano de soja, el primero de aceite de soja y el segundo de harina de soja. De hecho, la soja representa uno de los productos de exportación que genera más divisas en ese país. Sin embargo, esa bonanza comercial ha tenido graves consecuencias en la población de las zonas rurales donde se cultiva el grano, las cuales estarían relacionadas con el uso de semillas transgénicas, sumado a la inadecuada aplicación de herbicidas y pesticidas.

Después de algunas denuncias y fallos que condenaron el uso ilegal de sustancias agroquímicas en zonas como Ituzaingó Anexo (un barrio de Córdoba, Argentina), el gobierno local realizó un estudio, el cual encontró niveles alarmantes de contaminación agroquímica en la tierra y en su agua potable. Ochenta por ciento de los niños examinados tenían rastros de pesticidas en su sangre. En la provincia de Santa Fe, las tasas de cáncer son entre dos y cuatro veces más altas que el promedio nacional. Mientras que en zonas como el Chaco, los defectos de nacimiento se cuadruplicaron desde que comenzó a utilizarse biotecnología en la agricultura. Este cambio en el modo de producción de alimentos es la causa detrás de las enfermedades desarrolladas por los habitantes, según Medardo Ávila Vásquez, cofundador de Médicos de Pueblos Fumigados, parte de un movimiento que demanda la aplicación de mejores regulaciones a nivel de agricultura.

Fue en 1996 cuando la empresa Monsanto, de Saint Louis, Missouri, convenció al gobierno argentino de comprar sus semillas y sustancias químicas, con la promesa de que aumentaría la productividad de las cosechas y reduciría el uso de pesticidas. ¿El resultado? Todas las cosechas no sólo de soja, sino también de maíz y algodón, han sido modificadas genéticamente. Asimismo, el uso de pesticidas, lejos de disminuir, se multiplicó por nueve, pues cada año las pestes se hacen más resistentes a las sustancias, según un reporte titulado *Argentina Pesticides Market* publicado por Mordor Intelligence. Lo peor del caso es que esta realidad se ve reflejada en otros países.

MONSANTO Y SUS SEMILLAS TIPO FRANKENSTEIN

Según la página oficial de Monsanto, la compañía fue fundada por un pequeño productor de sacarina en 1901 en Saint Louis, Missouri. Actualmente Monsanto ha llegado a convertirse en uno de los principales productores de semillas del planeta, ha sido también una de las compañías vinculadas a más escándalos y juicios a nivel mundial. Ha sido vinculada a daños por PCB (compuesto químico relacionado con el cáncer), agente naranja (amarillo número 5), dioxinas, transgénicos, aspartame (edulcorante), hormonas de crecimiento, herbicidas, entre tantos otros escándalos que, a pesar de pagar millones de dólares, la han situado como una máquina de rentabilidad a nivel mundial en la industria química y biogenética.

Sólo por mencionar un ejemplo... En la década de los 90 lanzó una hormona genéticamente diseñada de crecimiento bovino (rBGH), para aumentar en casi 20% la producción de leche en las vacas. El producto a su vez produce mastitis, o inflamación de la ubre del animal, lo que obliga a los granjeros a tratar a sus vacas con antibióticos, que a pesar del proceso de pasteurización, quedan en la leche. También tiene productos de soja y algodón.

GMO LIGADOS A NUESTRA CULTURA LATINA DE ALIMENTACIÓN

Lamentablemente los alimentos GMO están presentes en nuestra mesa a diario y día a día se descubren nuevos efectos en nuestra salud.

El maíz es otro de los productos ligados a nuestra alimentación. El maíz que comían los aztecas y el que comemos hoy es completamente distinto; aun cuando en México, por ejemplo, donde es base de la alimentación, todavía existen unas 60 variedades de maíz orgánico, protegidas por el gobierno para evitar que se siembre maíz transgénico. Sin embargo, todo indica que, a raíz de los acuerdos comerciales con Estados Unidos y Canadá, se han filtrado de forma ilegal semillas modificadas.

Un estudio encabezado por Gilles-Eric Seralini de la Universidad de Caen, en Francia, y publicado en la revista *Food and Chemical Toxicology* demostró los terribles efectos a largo plazo que produce en los mamíferos el consumo de maíz GMO. Según el estudio realizado en ratas, hasta

50% de los machos y 70% de las hembras sufrieron muerte prematura, y presentaron severos daños en órganos como hígado y riñones, que son los principales filtros del cuerpo, además de incrementar el desarrollo de tumores.

La variedad de maíz que se usó en el experimento es la misma que se encuentra en los cereales azucarados, tortillas y productos similares. Otro derivado es el jarabe de maíz de alta fructosa, que podemos encontrar en todo tipo de salsas, siropes, kétchup y, la verdad, en casi todo. Su índice glucémico es altísimo, lo cual eleva al instante el nivel de azúcar en la sangre y genera más antojos de dulce. A su uso se le atribuye en gran medida la verdadera plaga de obesidad infantil que azota gran parte del mundo. Además, según un estudio publicado en la revista *Environmental Health*, muchos alimentos fabricados con este producto contienen mercurio. Y como si esto fuera poco, de acuerdo con otro estudio del Centro de Ciencias de la Salud de la Universidad de Colorado, su consumo excesivo aumenta el riesgo de hipertensión con resultado de infarto, cardiopatías y derrame cerebral, entre otros.

El trigo tampoco escapa a estos efectos en la salud tras ser genéticamente modificado. El cardiólogo estadounidense William Davis, autor del libro *Wheat Belly*, se ha hecho famoso por promover un plan de alimentación libre de trigo para disminuir el riesgo de ataques cardíacos y diabetes, además de bajar de peso, mejorar los síntomas de la artritis, asma, acidez, colon irritable, mejorar la calidad del sueño, la claridad mental y el estado anímico, entre otros. Su teoría se basa en que el valor nutricional de los cereales en general bajó a partir de la década de 1960 cuando las semillas fueron genéticamente modificadas. Los cereales como el trigo han desarrollado una proteína llamada gliadina que estimula el apetito. Por eso, cuando comemos un trozo de pan, queremos seguir y seguir comiendo. Esto, además, promueve el envejecimiento prematuro, problemas renales, inflamación, artritis, etcétera.

Es difícil evitar completamente los alimentos genéticamente modificados. Pero si de verdad te interesa el futuro de tu salud y la de tu familia, vale la pena hacer el esfuerzo, informarse, aprender a leer la información de los productos y escoger. Mis opciones normalmente comienzan con la palabra "orgánica", que si bien no siempre es 100% garantía de estar ajena de elementos contaminantes, al menos representa un primer filtro. También prefiero optar por productos como vegetales y frutas que sean de estación y de productores locales, para disminuir el riesgo. En ocasiones, estos productos pueden ser un poco más costosos, pero es preferible privilegiar la calidad sobre la cantidad. Tomar decisiones más conscientes quizás te tome un poco más de tiempo al principio, pero te aseguro que tu salud y la de tus seres queridos bien valen la inversión.

¿POR QUÉ NECESITAS PROTEÍNA PARA ADELGAZAR?

¡Basta de seguir creyendo el mito de que si eres mujer no debes consumir proteína porque engordas o quedas con el cuerpo de un luchador! Esa extendida creencia no ha hecho sino quitarles la oportunidad de adelgazar y moldear su cuerpo a muchas mujeres.

Obviamente las mujeres que van al gimnasio y tienen esos cuerpazos delgados y tonificados no le hacen caso a ese mito y obtienen increíbles resultados. Esos cuerpos, además de su dedicación a las pesas o al ejercicio cardiovascular, sólo pueden lograrlos incorporando proteína.

Voy a contarte por qué, si eres una mujer que quiere adelgazar y tener un cuerpo de revista, lo mejor que puedes hacer es consumir proteína. Lee bien y deja atrás la falsa creencia de que adelgazar es casi imposible, o que necesitas años para lograrlo, o peor aún, que tienes que dejar de comer para perder peso. Nada de eso es cierto.

En cambio, ésta es la verdad:

¡CONSUMIR PROTEÍNA HACE QUE QUEMES CALORÍAS COMO UNA MÁQUINA DE VAPOR A TODA MARCHA! Tal vez te hayas preguntando cómo quemar más calorías. Quizás has intentado ponerte fajas o bolsas alrededor del estómago, chalecos, aplicarte cremas, caminar más en la escaladora, sudar, en fin, muchas técnicas. Es lógico que, si quieres adelgazar, busques quemar calorías. Las calorías que se quedan en tu cuerpo se convierten en grasa. Esa grasa de más es la que suma peso a la balanza.

¿Qué hace la proteína? Quema más calorías que ningún otro alimento porque tiene un poderoso efecto termogénico.

El efecto termogénico se refiere al número de calorías que gasta tu cuerpo en quemar lo que te comiste. Los alimentos termogénicos utilizan las calorías de los alimentos para activar tu metabolismo haciéndote quemar más grasa, porque aumentan tu temperatura corporal.

Es simple, hay alimentos que obligan a tu metabolismo a consumir más energía para metabolizarlos, y la proteína es uno de ellos.

Los alimentos termogénicos aumentan la temperatura del cuerpo y te hacen quemar desde 10% hasta 35% más del total de calorías que consume tu cuerpo en un día.

La velocidad con la que el cuerpo quema calorías se conoce como tasa metabólica. Hay personas con metabolismos lentos a quienes les cuesta adelgazar y otras con metabolismos rápidos para quienes es más fácil. La proteína aumenta la tasa metabólica gracias a su efecto termogénico.

El efecto termogénico de la proteína está entre 20 y 35%. Por ejemplo, si comes 500 gramos de proteína, tu cuerpo gasta entre 100 y 175 calorías ¡sólo digiriéndola!

LA SEGUNDA RAZÓN, Y MUY PODEROSA, ES ¡PORQUE LA PROTEÍNA TE QUITA LOS ANTOJOS! Además de ayudarte a quemar las calorías que consumiste, ¡la proteína te ayuda a acumular muchas menos porque te quita los antojos!

Pero no tiene nada que ver con privarse de comida o de nutrientes, eso no es saludable. Comiendo proteína quemas calorías y dejas de comer los alimentos que más calorías tienen. ¡Efecto doble: quemas más y consumes menos!

Cuando comes alimentos con azúcar o alimentos que se convierten en azúcar en el cuerpo, como los carbohidratos, el cuerpo moviliza el azúcar por la sangre. Cuando el azúcar en la sangre es muy elevado, el páncreas secreta insulina para reducirlo. El resultado es que baja el azúcar y tu respuesta natural es buscar dulces o alimentos que produzcan azúcar para equilibrarte.

También ocurre lo contrario, si no comes suficientes carbohidratos, hay menos azúcar en la sangre para transportar, por lo que igualmente sientes necesidad de consumirla para balancearte.

La proteína reduce los picos de azúcar en la sangre y la regula. Además, al comer proteína tu cerebro envía señales diferentes a tu cuerpo para alimentarse. Por ejemplo, comer proteína activa la hormona gastrointestinal colecistoquinina. Al activarse esta hormona, tu cerebro envía al cuerpo señales de saciedad y te sientes satisfecha, sin deseos de comer. La proteína también activa el péptido YY y la hormona GLP-1, que también aumentan tu sensación de saciedad.

Por otra parte, al comer proteína sigues nutriéndote. De hecho, la mayoría de esas comidas que te llenan de calorías lo que menos hacen es nutrirte y en cambio, además de engordarte, te enferman. El hecho de que haya algo que acabe con los antojos de forma natural es increíble, porque muchas veces luchamos con toda nuestra voluntad para vencerlos.

LA TERCERA RAZÓN ES SIMPLE: TU CUERPO NECESITA PROTEÍNA.

Así de sencillo. Las proteínas proveen a tu cuerpo los aminoácidos que necesita pero que tú no produces, por lo que necesitas extraerlos de los alimentos. Las proteínas son necesarias para el buen funcionamiento de todo el cuerpo, y son las encargadas de crear los músculos, así que su consumo es esencial para tenerlos.

Si hablamos de transformar el cuerpo estamos hablando de transformar la mente. Tú bajas de peso porque quieres verte hermosa y, además, porque quieres experimentar más bienestar, más energía, más salud. La verdad, la belleza es algo que va de adentro hacia afuera y si tienes los nutrientes que necesitas, eso se va a reflejar en todo tu ser.

LAS MEJORES FORMAS DE CONSUMIR PROTEÍNA Y ADELGAZAR

De lejos, la mejor manera de consumir proteína es a través de un licuado de proteína. No tiene comparación con ninguna otra.

También puedes hacerlo a través de los huevos, la carne, el pescado o el pollo, o incluso, a través de alguna proteína vegetal como la quínoa u otros granos enteros. Lo que pasa es que así aumentas también los carbohidratos y la grasa.

La forma más pura de proteína la encuentras en un licuado de proteína. Consumiéndola en polvo en un licuado estás tomando casi 100% de la proteína, sin la grasa y las calorías adicionales que tienen los otros alimentos.

Ahora bien, a la hora de escoger un licuado de proteína que te quite los antojos, tiene que ser una mezcla de concentrado de proteína con proteína aislada. De ese modo, permanecerá largas horas en tu cuerpo y al mismo tiempo te dará energía rápidamente. Eso sólo lo puede hacer un licuado de proteína que mezcle ambas.

Como experta en nutrición holística, mi gran frustración era que cada vez que mis seguidoras me preguntaban qué licuado de proteína podían usar, yo no podía recomendarles ninguno. Resulta que muchos de los polvos de proteína del mercado contienen proteína de baja calidad, como la proteína de soja, azúcares, endulzantes artificiales y rellenos dañinos para la salud.

Por eso me di a la tarea de crear un mejor licuado de proteína de mayor calidad sin lactosa, sin gluten, sin azúcar, sin GMO y sin soja. Además, es 100% orgánico, de bajo índice glicémico, contiene probióticos, enzimas digestivas, vitaminas, minerales, CLA y omega-3. La proteína que contiene proviene de la leche de vacas alimentadas con pasto orgánico, libre de semillas transgénicas (conocido como *grass fed*).

¿CÓMO ACABAR CON LA CELULITIS DE FORMA NATURAL Y PARA SIEMPRE?

Seas flaca o gordita, la celulitis nos afecta a todas por igual. La situación empeora cuando quieres lucir un bikini o un pantalón corto... Te ves al espejo y esa piel de naranja te hace sentir tan incómoda que en ocasiones hasta decides cambiarte de ropa para ocultar la tan odiada celulitis.

A todas nos pasa... muchas piensan que la celulitis es un problema de la piel, pero en realidad es la acumulación de grasa debajo de las capas de la piel... ¿Adivinas cuál es la única manera de combatirla? Acabando con la grasa.

Estos depósitos de grasa generan una apariencia esponjosa y con hoyuelos en caderas, muslos, brazos y piernas que todas detestamos. Seguramente has notado que la celulitis de otras mujeres luce diferente a la tuya y esto se debe a que existen varios tipos:

- **Dura:** este tipo de celulitis aparece en mujeres jóvenes, se localiza en los muslos y en la parte trasera de las rodillas. En estos casos, la piel presenta un aspecto ondulado y esta celulitis también puede provocar la aparición de estrías.
- **Blanda:** esta celulitis pone la piel flácida y con el tiempo va empeorando. Tiende a aparecer en muslos, glúteos, brazos y abdomen. Las causas: falta de ejercicio, mala alimentación y sobrepeso.

- **Edematosa:** ésta es una combinación de la celulitis dura y blanda. Puede producir retención de líquido, calambres y pesadez. No es tan frecuente como las anteriores, aparece principalmente en las piernas.

La consistencia de la piel se siente pastosa, e incluso dolorosa, tanto cuando te tocas o cuando pasas mucho tiempo sentada.

¿POR QUÉ APARECE LA CELULITIS?

Todo se reduce a una sola palabra: alimentación. Así como lo estás leyendo, si no comes saludablemente, la grasa que acumulas muchas veces se refleja en tu piel y aparece la celulitis. Por eso es importante que evites comer alimentos llenos de azúcar, ya que hacen que tu cuerpo almacene grasa. También es necesario que te alejes de las comidas con grasas no saludables, como los aceites que se encuentran en la mayoría de las comidas procesadas.

Pero también existen otros factores que estimulan su aparición:

- **Descontrol hormonal:** un descontrol hormonal puede empeorar la celulitis... las mujeres pasamos por varias etapas en las que las hormonas se desnivelan, por ejemplo, el embarazo y la menopausia. Asimismo, tomar anticonceptivos produce un exceso de estrógenos que vuelve frágiles y porosos los vasos sanguíneos, lo que estimula la retención de líquidos y toxinas en los tejidos, y favorece la celulitis.
- **Alcohol y tabaco:** el alcohol impide una correcta eliminación de toxinas y además te deshidrata. El cigarrillo dificulta una correcta circulación sanguínea. El humo deteriora la microcirculación que, a través de los capilares, lleva nutrientes y oxígeno a las células. Es mejor evitarlos.

- **Sedentarismo:** el sedentarismo puede ser una de las causas que empeoren la celulitis. La falta de ejercicio, sumado a una alimentación no saludable, retrasa el metabolismo y estimula la aparición de grasa en zonas específicas del cuerpo donde aparece la celulitis.

Ahora que ya sabes los motivos por los cuales la celulitis invade tu cuerpo, es hora de que te pongas manos a la obra para combatirla.

Por eso quiero comenzar dándote 8 consejos para que le digas adiós para siempre a esa odiosa celulitis que no te deja lucir el traje de baño que siempre has deseado...

1. ALIMENTOS RICOS EN OMEGA-3
- Mejoran la circulación y la elasticidad de la piel.
- Ayudan a combatir la grasa.
- Están presentes en alimentos como el salmón, las semillas de chía, las nueces y la linaza... así que inclúyelos en tu dieta.

2. AGUA
- Mantente hidratada. Ésta es tu mejor defensa contra la celulitis porque, aunque no lo creas, las células de grasa son más abultadas cuando la piel está deshidratada.
- Toma unos 3 litros de agua durante el día. Esto mejorará la apariencia de la piel.
- También estarás acelerando tu metabolismo mientras que eliminas toxinas.

3. MUÉVETE Y ACTÍVATE
- Hacer ejercicios ayuda a activar la circulación.
- Si pasas horas sentada en el trabajo o frente a la televisión comiendo de manera poco saludable, no solamente aparecerá la celulitis, sino que además subirás de peso rápidamente.

- Te recomiendo que te levantes, camines, te estires. Esto te ayudará a aumentar la circulación de tu cuerpo.
- Los ejercicios como las sentadillas, las tijeras o subir escalones son los tres mejores para combatir la celulitis.

4. GRASAS BUENAS

- Estas grasas insaturadas mejoran la apariencia de la piel, consumirlas hará que la celulitis sea menos notable.
- Alimentos como el aguacate, el aceite de oliva y las semillas de chía son perfectas para proporcionarle a tu cuerpo el tipo de grasas que necesita, lo que estimula la desaparición de la odiada celulitis.

5. AGREGA PROTEÍNAS A TUS COMIDAS

- Las proteínas aceleran tu metabolismo, te mantienen satisfecha y, por lo tanto, ingieres menos calorías durante el día.
- Al bajar la cantidad de grasa en tu cuerpo, la celulitis se hace menos evidente. Y si lo combinas con ejercicios, los resultados serán mucho más visibles.

6. CARBOHIDRATOS BUENOS

- El arroz integral, la avena, la quínoa y los granos están compuestos de fibra, lo que mejora la apariencia de la piel; es decir, te ayudan a combatir la celulitis.
- Recuerda que debes comerlos con moderación y evitar su consumo en la noche.

7. COME VEGETALES

- El espárrago es una de tus mejores armas para combatirla, por su efecto diurético. Además, es alto en nutrientes y bajo en calorías.
- Vegetales como la espinaca, la lechuga y la col rizada son ricos en luteína, que es un antioxidante que mejora la hidratación y la elasticidad de la piel.

8. FRUTAS

- Las fresas, frambuesas y toronjas son las mejores frutas para combatir la celulitis por su alto contenido en antioxidantes como la vitamina C.
- Las manzanas son ricas en pectina, una fibra potente, y quercetina, un gran antioxidante, que también mejora la calidad de la piel.
- Recuerda no ingerir frutas en la cena y cuando las consumas sólo ingiere una porción (que podría ser una taza de cualquiera de estas frutas).

REMEDIOS NATURALES PARA COMBATIR LA CELULITIS

Aparte de todas estas recomendaciones para eliminar la celulitis, también existen varios remedios caseros naturales que son fantásticos para combatir la piel de naranja. Muchas veces tienes ingredientes en tu casa que sin saberlo pueden contribuir a mejorar la apariencia de la piel y lo mejor de todo es que no cuestan mucho.

REMEDIO #1: VINAGRE DE MANZANA. Éste es un producto fantástico. Los componentes nutricionales del vinagre de manzana son conocidos por reducir la apariencia de la celulitis.

- El vinagre es rico en vitamina A, que hidrata la piel y ayuda a recuperar su elasticidad original, eliminando la celulitis.
- El potasio presente en el vinagre de manzana es un gran diurético, por lo tanto, te ayuda a eliminar toxinas más rápido.
- Lo puedes mezclar con agua y beberlo, o le puedes agregar un poquito de miel para mejorar su sabor, si gustas. Lo debes beber en las mañanas para que limpie todo tu organismo.
- Además, puedes mezclar el vinagre de manzana con el aceite de tu preferencia y masajear el área afectada por lo menos dos veces al día para ayudar a eliminar la celulitis. Esta mezcla de aceite y

vinagre de manzana es excelente para mejorar la apariencia general de la piel.

REMEDIO #2: ACEITE DE ENEBRO Y ACEITE DE OLIVA. Esta poderosa combinación es ideal para que te des un suave masaje en aquellas zonas afectadas por la celulitis.

- Sólo debes mezclar estos dos aceites y utilizarlo como una loción para masajes.
- Cuando comiences a utilizarla verás cómo en pocos días tu piel estará más suave y, poco a poco, comenzarás a ver cómo van desapareciendo esos feos hoyuelos producto de la celulitis.

REMEDIO #3: CAFÉ MOLIDO Y AZÚCAR MORENA. Ésta es una excelente opción que puedes utilizar como crema para combatir la celulitis. Los granos de café, junto con los del azúcar, te ayudarán a disolver la grasa que conforma la celulitis.

Ingredientes:
- ½ taza de azúcar morena
- ½ taza de café molido
- ⅓ de taza de aceite de almendras
- ½ taza de aceite de oliva
- Papel plástico

Preparación: en un recipiente de vidrio mezclar los ingredientes, frotar sobre las piernas y áreas afectadas. Envolver con el plástico por 30 minutos, 3 veces por semana.

REMEDIO #4: LIMÓN Y PIMIENTA DE CAYENA. La pimienta de Cayena es un alimento quema grasa, termogénico, que aumenta la circulación de la sangre y acelera el metabolismo.

- Esta pimienta tiene la propiedad de eliminar toxinas del cuerpo y reducir la celulitis, sobre todo en zonas como piernas y brazos.

Ingredientes:
- Zumo de limón
- 2 cucharadas de polvo de pimienta
- 1 vaso de agua tibia

Preparación: mezcla bien todos los ingredientes y listo. Debes beber esta mezcla tres veces al día, por uno o dos meses para ver los resultados. Al cabo de un mes de tratamiento, comenzarás a notar que tu piel está mucho más firme y tersa.

Remedio #5: Cola de caballo. La infusión de cola de caballo tiene propiedades diuréticas que la han convertido en el ingrediente perfecto para acabar con la retención de líquidos, el sobrepeso y la celulitis. Como remedio casero contra la celulitis es muy efectivo, ya que tiene la capacidad de eliminar las toxinas del cuerpo.

Ingredientes:
- 1 cucharadita de hojas de cola de caballo
- Agua caliente

Preparación: hierve un vaso de agua y luego agrégale la cucharadita de hojas de cola de caballo. Deja en remojo de 3 a 5 minutos y reposando un mínimo de 15 minutos.

Lo más recomendable es tomar dos tazas de té dos veces al día.

OTROS TRUCOS

Y es que si quieres lucir aún más hermosa tienes que valerte de todos los trucos que de forma natural te hagan lucir como toda una mamacita...

- **El rodillo.** Mucho has escuchado del famoso rodillo y de cómo ayuda a mejorar la apariencia de la piel, disolviendo la celulitis. El rodillo ayuda mucho. Es una pieza dura de goma espuma que puedes utilizar para masajear tus músculos, lo que hace que el tejido se ablande y permita la entrada de más nutrientes a la sangre. Los entrenadores de las celebridades lo utilizan. Se rompen todos los tejidos de grasa, lo que ayuda a impulsar el metabolismo del cuerpo. Si utilizas el rodillo por 20 minutos varias veces por semana, notarás la diferencia.

- **Ejercicios de alta intensidad.** Como ya sabes, una reducida actividad física, una dieta con muchas grasas y algunos factores genéticos favorecen la existencia de la celulitis. La buena noticia es que las actividades cardiovasculares de alta intensidad te ayudan tanto a bajar de peso como a quemar la grasa que se acumula en la piel y que forma la celulitis. Otra excelente alternativa es que trabajes con peso en las piernas, brazos y abdomen, que es donde por lo regular tiende a aparecer la celulitis.

- **Tratamientos anticelulíticos.** Existen en el mercado tratamientos con masajes que se realizan con máquinas que succionan un pliego de piel y lo trabajan con ligeros movimientos para provocar la circulación de la grasa. Aparte de que son supercostosos, siempre se requiere de varias sesiones para comenzar a ver resultados.

  Por mucho dinero que gastes probando tratamientos anticelulíticos, tienes que cambiar tus hábitos alimenticios, porque si sigues comiendo azúcar, alimentos procesados y llenos de grasa ningún tratamiento eliminará la piel de naranja por más efectivo que sea. Recuerda que para estos tratamientos siempre debes ponerte en manos de expertos, ya que si son aplicados por personas no profesionales, estarás poniendo en riesgo tu salud.

- **Cremas anticelulíticas.** La variedad de cremas anticelulíticas que hay en el mercado es bastante extensa. Te recomiendo que utilices las que contienen vitamina C, un ingrediente clave por su capacidad para mejorar la luminosidad de la piel y su elasticidad, lo que te ayudará a ir eliminando la celulitis.

20

SECRETOS INFALIBLES
PARA UN VIENTRE PLANO

Muchas personas creen que los abdominales se construyen en el gimnasio, pero están muy equivocadas. El primer paso para acabar con la grasa abdominal se da en la cocina. Puedes hacer 45 minutos de actividades cardiovasculares todos los días, pesas y repeticiones de abdominales, pero si no comes de forma saludable, no verás los resultados.

Seamos sinceras, el abdomen abultado es una mortificación, sobre todo cuando quieres comprarte ropa: te mides unos jeans, enseguida la barriga se te sale, te sientes incómoda y en muchas ocasiones terminas no comprándote nada.

De lo primero que debes estar consciente es que la grasa no se elimina de forma localizada. Es decir, cuando comienzas a bajar de peso lo harás de manera uniforme. Sin embargo, con la ayuda de ejercicios puedes acelerar la pérdida de grasa en zonas específicas como el abdomen.

Cuando haces ejercicio obtienes desarrollo y fortaleza muscular que sólo es perceptible cuando pierdes grasa. Por ejemplo, cuando haces ejercicios abdominales, el grupo muscular principal que trabajas es el recto mayor del abdomen, también conocido como abdominales inferiores.

EL AZÚCAR Y OTROS ALIADOS DE LA GRASA ABDOMINAL

Si quieres perder la grasa abdominal lo primero que debes hacer es controlar la insulina. Esto se logra evitando el azúcar. Cuando la ingesta de azúcar es elevada, el cuerpo convertirá una parte en energía y la otra en tejido adiposo, y generalmente esta grasa se acumula en el abdomen.

Al hablar de eliminar azúcar puedes estar pensando que me refiero a los dulces solamente, pero no es así, ya que según estudios del Centro para el Control y la Prevención de Enfermedades (CDC), la mayor cantidad de azúcar que se consume diariamente procede de alimentos procesados. Por eso cuando vayas al supermercado, antes de comprar un producto mira la tabla nutricional, porque aunque un alimento parezca saludable podría tener grandes cantidades de azúcar.

No hay duda de que el tamaño de tu abdomen refleja la manera en que te alimentas, sin embargo, existen otros factores que también contribuyen directamente a la acumulación de grasa:

FACTOR #1: ESTRÉS. Al leer este punto, seguro que te estás preguntando qué tiene que ver el estrés con tu grasa abdominal. Te cuento que mucho... Lo que sucede es que cuando estás estresada el organismo libera una hormona llamada cortisol, que al activarse se acumula más grasa en el vientre porque se ven afectados los niveles de insulina. Te explico: cuando estás estresada, tu cuerpo se pone en estado de alerta y tu cerebro comienza a liberar cortisol. Para manejar la situación, el organismo empieza a segregar glucosa. Imagínate cuánta grasa en el abdomen puede producir ese cortisol si vives constantemente estresada.

Sal, muévete, camina, realiza actividades de esparcimiento y recreación, diviértete con tu familia o amigos, haz todo lo que pueda relajarte y sacarte de la rutina, esto te ayudará a contrarrestar el estrés. También hay alimentos ricos en vitamina B5, que incrementan la producción de serotonina que te da placer y sensación de felicidad. A más placer, menos cortisol.

FACTOR #2: FALTA DE EJERCICIO. Cuando llevas una vida sedentaria tu metabolismo se pone lento, tu cuerpo tarda más en procesar los alimentos para convertirlos en energía y entonces comienzas a acumular grasa. La actividad física es, definitivamente, el modo más eficaz que existe en el planeta para quemar calorías. Puede ser caminando, trotando, haciendo pesas. Si te mueves, reduces el abdomen y también lo tonificas. Realiza ejercicios de alta intensidad combinados con entrenamiento de pesas. Los primeros te permitirán un mayor gasto calórico y las pesas fortalecerán tus músculos. Esto mejorará tu postura y acelerará tu metabolismo. Una recomendación superimportante cuando trabajes los abdominales es que incluyas diferentes ejercicios que te permitan ejercitar todo el abdomen.

FACTOR #3: DORMIR POCO. El sueño te ayudará a acelerar tu metabolismo y bajar los niveles de cortisol, que ya sabes es la hormona del estrés que aumenta la insulina y te hace acumular grasa en el abdomen. Al dormir tendrás más energía, y estarás dispuesta y con mejor ánimo para continuar llevando un plan de alimentación saludable. Recuerda que cuando duermes lo suficiente (de 6 a 8 horas), tu cuerpo utiliza la grasa almacenada como la principal fuente de energía. Además, no dormir lo suficiente puede causar un incremento en las hormonas grelina y leptina, asociadas con sentir hambre y comer en exceso.

FACTOR #4: MALA POSTURA. Solamente con sentarte derecha y no encorvada mantienes activos tus músculos abdominales, fortaleciéndolos aun cuando no estás haciendo ejercicio. Además, una buena postura te ayuda a lucir más esbelta instantáneamente porque al encorvarte se resaltan los rollitos de la zona abdominal. Así que siéntate derecha, te verás mucho más tonificada.

FACTOR #5: NO MERENDAR. Cuando no meriendas es más probable que sientas hambre y que termines comiendo lo que no debes. Comer una merienda cada 3 horas entre comidas te ayudará a sentir menos antojos y de esta forma también estarás acelerando tu metabolismo. Si comes en pequeñas cantidades y más a menudo, harás que sea más fácil para tu cuerpo digerir los alimentos, lo que evita la hinchazón. Asegúrate de comer una merienda entre el almuerzo y la cena. Consume alimentos llenos de fibra y proteína, esto te ayudará a impulsar tu metabolismo y evitar que comas más en la cena.

No hay duda de que si cambias tu estilo de vida llevando una alimentación saludable, haciendo ejercicios y siguiendo mis consejos, podrás obtener el vientre plano que siempre has deseado.

LA COCINA: UNA FÁBRICA DE ABDOMINALES

Comer alimentos altos en fibra y proteína te ayudará a mantenerte satisfecha por más tiempo, lo que te ayudará en tu esfuerzo por lograr la meta de deshacerte de la grasa abdominal. Escoge una comida hecha a base de proteínas, vegetales y fibra, preparada a la plancha, al horno o hervida, antes de correr a las frituras o a la comida chatarra.

Una de las claves para comer saludable está en las especias y condimentos que utilices para dar sabor a tus comidas. Por ejemplo, hay sazonadores con alto contenido de sal que pueden hacerte retener líquido y aumentar el volumen del abdomen.

A continuación, te presento 5 condimentos naturales que incrementarán tu capacidad de quemar grasa abdominal y que te ayudarán a bajar de peso.

- **Pimenta de Cayena.** Esta pimienta contiene un elemento que se llama capsaicina, que acelera el metabolismo 20% más que otra pimienta o sazonador. De hecho, añadirla a tus alimentos puede ayudar a quemar hasta 100 calorías más por comida.
- **Jengibre.** Tiene propiedades antiinflamatorias y te ayuda a bajar esa inflamación de la barriga.

Ayuda a controlar la glucemia, previniendo un aumento en los niveles de glucosa después de comer azúcar o alimentos ricos en carbohidratos. Igualmente, tiene propiedades termogénicas, es decir que sube la temperatura del cuerpo y te ayuda a perder grasa, incluyendo la acumulada en el área del abdomen.

- **Ajo.** Siempre comparto recetas con ajo porque sus propiedades para quemar grasa son increíbles. También es excelente para combatir la hinchazón abdominal, ya que tiene una acción diurética natural que elimina la retención de agua. Es perfecto para agregárselo a tus comidas y darles un sabor exquisito.
- **Cardamomo.** Te ayuda a subir la temperatura del cuerpo y a controlar el apetito. Además, tiene propiedades diuréticas que nos ayudarán a mantener un sistema urinario en perfectas condiciones y evitar la retención de líquidos, por lo tanto el abdomen lucirá menos abultado.
- **Eneldo.** Esta especia tiene dos propiedades maravillosas: es antiinflamatoria y además suprime el apetito. Es un acelerador del metabolismo que nos ayudará a quemar más calorías y, por tanto, quemar la grasa que se acumula sobre todo en el abdomen. Es espectacular para cocinar pescados porque les da buen sabor.

REMEDIOS NATURALES PARA UN VIENTRE PLANO

Seguro que hay días que te miras al espejo y te sientes como si tuvieras nueve meses de embarazo. Bueno, precisamente para cuando te sientas así, te voy a dar 4 increíbles recetas de bebidas que van a disminuir esa desagradable hinchazón abdominal.

BEBIDA PARA DESINFLAMAR EL VIENTRE Y LIMPIAR EL COLON

INGREDIENTES:
1 pedazo de una penca de sábila
2 limones (zumo)
1 trocito de jengibre
1 cucharadita de cardamomo en polvo
1 cucharadita de cúrcuma en polvo
Hojitas de Menta
Azúcar de coco al gusto

PREPARACIÓN:
Licúa todos los ingredientes en una licuadora (menos la menta y azúcar de coco). Luego pica las hojas de menta, en un vaso añádale el azúcar de coco y unos trozos de hielo. Remuévelo un poco.

Vierte la mezcla licuada en el vaso en donde tienes la menta, el azúcar de coco y el hielo. La bebida estará lista para disfrutar.

AGUA DIURÉTICA PARA DESINFLAMAR EL ESTÓMAGO

INGREDIENTES:
4 gotitas de regaliz o
1 cucharadita pequeña de regaliz en polvo
Pedacitos de jengibre ya cortados
1 pizca de canela
1 vaso de agua caliente

PREPARACIÓN:
Mezcla todos los ingredientes en un vaso resistente al calor. Deja en remojo un par de minutitos y listo para disfrutar.

Continúa en la siguiente página

REMEDIOS NATURALES PARA UN VIENTRE PLANO

REFRESCANTE BEBIDA PARA COMBATIR LA HINCHAZÓN

INGREDIENTES:

½ sandía picada, pequeña
1 taza entera de apio
1 pepino pelado
2 limones (zumo)
Ramitas de romero
2 litros de agua

PREPARACIÓN:

Coloca todos los ingredientes en la licuadora (menos el romero y los 2 litros de agua) y mezcla por un par de segundos en la velocidad más baja.

Luego, sirve la mezcla en una jarra grande y añade el romero y el agua. Revuelve un poco y estará listo para disfrutar.

INFUSIÓN QUEMADORA DE GRASA ABDOMINAL

INGREDIENTES:

1 cabeza de ajo (unos 6 dientes)
2 limones cortados en cuartos
1 ½ litros de agua

PREPARACIÓN:

Pon a hervir en una olla el agua con el ajo y los limones por 15 minutos, retira de la estufa y deja reposar 10 minutos. Luego cuela la infusión. La puedes beber durante el día.

¿METABOLISMO LENTO?: DESCUBRE CÓMO ACELERARLO PARA ADELGAZAR

Vas al gimnasio casi a diario, comes saludable y te preguntas ¿por qué no estás perdiendo peso?

Hay diversas razones por la cuales no estás perdiendo peso... y una de ellas es el metabolismo.

El metabolismo es, básicamente, la velocidad a la que nuestro cuerpo quema calorías o convierte la grasa almacenada en energía. Esto significa que cuanto más rápido sea tu metabolismo, más rápido te deshaces de las calorías.

Un metabolismo lento hará que acumules grasa y te sientas con flojera y cansada, pero un metabolismo rápido te mantendrá llena de energía y te ayudará a quemar mucha más grasa.

El metabolismo se ralentiza a medida que pasan los años, haciendo cada vez más difícil quemar calorías y evitar que se almacene grasa en el cuerpo, siendo casi inevitable aumentar de peso, además de sentir fatiga y cansancio.

Otro punto importante que hay que tener en cuenta es que el metabolismo está directamente relacionado con tus hormonas. A veces, puede ser que no perder peso (o incluso aumentar de peso pese a tus mejores esfuerzos) no sea necesariamente consecuencia de tu estilo de vida o una mala alimentación.

Las hormonas juegan un papel fundamental en todas las funciones de tu cuerpo. Si están en tu contra, perder peso será casi una misión imposible. Es importante que ante cualquier duda consultes con tu doctor para verificar que tus hormonas están bajo control y funcionando correctamente.

Afortunadamente, ya no tienes que ser una víctima más. Tengo unos consejos sencillos y prácticos para mantener el metabolismo lo mejor posible, sin importar tu edad.

- **Consejo #1. Comienza tu día con un desayuno lleno de proteína.** Si quieres darle un "empujón" a tu metabolismo, no te olvides de desayunar inmediatamente, apenas te levantes, con un desayuno sustancioso que contenga 15 gramos de proteína. Luego, asegúrate de comer cada 3 horas alimentos de alta calidad para mantener a tu metabolismo activo y trabajando a todo motor.
- **Consejo #2. Varía tus rutinas de ejercicios.** Si bien es importante hacer lo que nos gusta, también es importante provocar confusión en nuestro cuerpo para estimular tus músculos. Esto no sólo fuerza a tu cuerpo a quemar más calorías, sino que además evita que tu cuerpo se estanque en la pérdida de peso. Cuando hacemos la misma rutina una y otra vez, el cuerpo se acostumbra a ella y no reacciona tan eficazmente. Una buena alternativa es realizar rutinas de intervalos.
- **Consejo #3. Incluye el omega-3 en tu alimentación.** Este ácido graso no sólo contribuye a eliminar las grasas malas, sino que controla las hormonas encargadas del almacenamiento de la grasa, grelina y leptina. Además, ayuda a darnos una sensación de saciedad más rápido.

  Buenas fuentes de omega-3 son el salmón y el atún. Si no eres muy fanática del pescado, una buena alternativa es tomar un complemento que contenga entre 1,000 y 2,000 miligramos de omega-3 para obtener los mismos beneficios.

- **Consejo #4. Descansa.** Cuando no duermes lo suficiente, tu cuerpo no libera las medidas correctas de hormonas que afectan tu capacidad de perder peso, como la leptina (hormona encargada de suprimir el apetito) y la grelina (hormona que indica a tu cuerpo que tienes hambre)... ¡Así que date el descanso que te mereces y de esa manera logra tus metas de perder peso!

- **Consejo #5. Incluye estos superingredientes para darle un impulso a tu metabolismo.**
  - Empieza tu día con 1 vaso de agua tibia con el zumo de medio limón para activar tu metabolismo y preparar a tu cuerpo para la quema de grasa.
  - Toma 1 cucharada de vinagre de manzana antes de cada comida para acelerar tu tasa metabólica.
  - Condimenta tus alimentos con pimienta de Cayena para acelerar tu metabolismo 20% más que cualquier otro condimento, gracias a que contiene un compuesto llamado capsaicina.
  - También puedes usar la pimienta negra, ya que contiene piperina, que ayuda a comer menos.
  - Toma té de Oolong para activar tu metabolismo (más que cualquier otro té) gracias a su alto contenido en polifenoles que aceleran la quema de grasa.

ALIMENTOS QUE ACELERAN TU METABOLISMO

Aquí comparto contigo una lista de alimentos que aceleran tu metabolismo naturalmente gracias a sus fabulosas propiedades.

CHILES

Desde los jalapeños a los habaneros, los chiles pueden acelerar tu metabolismo hasta 25% y reducir tus antojos. Esto se debe a la capsaicina, un ingrediente que estimula los receptores de dolor del cuerpo aumentando temporalmente la tasa metabólica. Este efecto puede durar hasta 3 horas. Además, comer alimentos picantes reduce tus antojos y te hacen tomar más agua mientras comes, lo que provoca que consumas menos calorías. Otra opción menos picante es la pimienta de Cayena.

CONDIMENTOS

¿Sabías que algunos alimentos como el jengibre y el ajo pueden mantener tu tasa metabólica acelerada? Qué mejor manera de perder peso que cocinando rico con los condimentos que tanto nos gustan como la canela y el polvo de ajo. Ten en cuenta que las especies más eficaces para acelerar el metabolismo son las picantes, como las semillas de mostaza y la pimienta roja.

FRUTAS CÍTRICAS

Desde el limón a la toronja, las frutas cítricas no sólo tienen vitamina C que nos ayuda a mantener bajo el cortisol (la famosa hormona de estrés), sino que tienen propiedades que nos facilitan la pérdida de peso. Por ejemplo, el limón es un desintoxicante natural que nos ayuda a eliminar todas las toxinas que disminuyen el metabolismo. Por otro lado, la toronja es fabulosa para quemar la grasa corporal.

Continúa en la siguiente página

ALIMENTOS QUE ACELERAN TU METABOLISMO

TÉ DE OOLONG

Es mi té favorito para impulsar el metabolismo y quemar el doble de calorías sin ningún esfuerzo extra. Contiene unos compuestos químicos que combaten la grasa llamados polifenoles, que aceleran el metabolismo poniéndolo a toda marcha. Asimismo, hay estudios que sugieren que los polifenoles también ayudan a tu cuerpo a combatir el cáncer, la presión arterial, enfermedades cardíacas, diabetes y otras enfermedades graves y crónicas. Los polifenoles se encuentran naturalmente en una gran variedad de alimentos de origen vegetal, pero el té Oolong posee un alto contenido de los polifenoles más poderosos que existen.

ALIMENTOS CON OMEGA-3

Como ya sabes, los ácidos grasos omega-3 son un tipo de grasa poliinsaturada que debes incluir en tu alimentación. EPA, DHA y ALA son todos diferentes tipos de ácidos grasos omega-3 y todos son importantes para nuestra salud. Sin embargo, el DHA y EPA son los más importantes. Podemos obtener EPA y DHA a partir del pescado, del pescado graso para ser más específica, como el salmón, atún, sardinas, arenque, caballa, anchoas y truchas. Por otro lado, tenemos el ALA, que proviene de fuentes vegetales como las semillas de linaza, las semillas de cáñamo, semillas de chía y aguacate. Consumir omega-3 ayuda a suprimir el apetito, ya que regula la producción de la leptina (la hormona del hambre). Además, el omega-3 ayuda a controlar los niveles de glucosa y mejora la salud del corazón.

22

PROGRAMA *DE GORDITA A MAMACITA*

ANTES DE EMPEZAR

¡Felicitaciones! Con la iniciativa de emprender una vida más saludable y al elegir el programa *De gordita a mamacita* has comenzado tu transformación con el pie derecho.

Con este programa de 21 días te voy a llevar de la mano para ayudarte a romper paso a paso con años de malos hábitos y así poder alcanzar tus metas. Empieza por prestar atención a la información disponible y sigue el programa al pie de la letra. Ya verás que con el transcurso de los días este nuevo estilo de vida saludable se volverá una parte esencial de tu vida cotidiana.

A continuación te daré algunas sugerencias y en los capítulos siguientes encontrarás:

- Lista de compras y menús diarios del programa *De gordita a mamacita* (Capítulo 23).
- Recetas del programa *De gordita a mamacita* (Capítulo 24).

PLAN DE ACCIÓN

Antes de empezar te sugiero que tomes los siguientes pasos preparativos para empezar tu plan:

- **Limpia tu alacena y nevera.** Entra a tu cocina, párate en la mitad y mira alrededor. Mira conscientemente los alimentos que has estado comiendo. Cuando identifiques alimentos que no son saludables... ¡Bótalos! De esta manera, tu mente sabe que no hay vuelta atrás.
- **Elimina las tentaciones.** Deshazte de cualquier *snack* o dulce que tengas en tu casa. Dile no a las tentaciones.
- **Renueva tu cocina.** Ahora que te deshiciste de todo lo que no era saludable... Es hora de rellenar tu cocina con alimentos nutritivos, saludables y deliciosos.
- **Prepárate para monitorear tu progreso.** Pídele a alguien de confianza que te tome varias fotos para monitorear tus cambios a largo plazo.
- **Haz las compras del supermercado con anticipación y con el estómago lleno.** Te recomiendo que vayas de compras justo después del gimnasio. De esta manera, tu mente todavía estará en modo "saludable". Al caminar por las distintas secciones del supermercado estarás más dispuesta a adquirir alimentos saludables porque estás muy consciente del trabajo duro que has hecho en el gimnasio.
- **Nunca estés más de 3 horas sin comer.** Debes comer todos los días de 5 a 6 veces. En total, 3 comidas principales con meriendas entre ellas. Cuando comes continuamente tu metabolismo se acelera. Si haces de 5 a 6 comidas pequeñas al día, vas a quemar una mayor cantidad de calorías. Sin embargo, no te confundas y pienses que puedes comer todo lo que quieras. No funciona de esta manera.

- **No consumir carbohidratos en la cena.** Algunos carbohidratos te darán más energía, pero también son más difíciles de quemar. Tu cuerpo no necesita tanta energía por la noche. Es mejor que reserves los carbohidratos para antes de las 6 de la tarde.

LAS REGLAS DE ORO
1. ¡Desayuna! Hay que desayunar, aunque no tengas hambre.
2. Come 5–6 veces al día. Tres comidas completas y 3 meriendas.
3. Come cada 2–3 horas. ¡No saltes ninguna comida!
4. Cada comida se debe basar en proteínas sin grasa como pollo, pescado, pavo o huevos (1 yema y 3–4 claras).
5. No consumir lácteos (leche). Prueba la leche de almendra (o de coco), ¡es deliciosa!
6. No comas carbohidratos después de las 6 de la tarde.
7. Duerme al menos de 6 horas por noche. Cuando no se duerme lo suficiente, la grasa se acumula en el estómago. Idealmente, deberías dormir entre 7 a 8 horas cada día.
8. No bebas sodas, ni siquiera las dietéticas.
9. No comas frituras.
10. No bebas absolutamente ningún tipo de bebida alcohólica en los primeros 21 días.
11. Nada de dulces, chocolates, caramelos, entre otros.
12. No consumas ningún tipo de edulcorante artificial, si es necesario utiliza: miel, cacao en polvo o stevia.

Continúa en la siguiente página

LAS REGLAS DE ORO

13. Nada de jugos, a menos que los hagas en casa con verduras o frutas frescas.

14. No consumas café. Toma té Oolong para llenarte de energía. Esta fabulosa bebida también acelerará tu metabolismo y promociona la quema de grasa en tu cuerpo.

15. No consumas carbohidratos malos, por ejemplo: arroz blanco, pasta blanca, pan blanco, papas, etcétera.

16. No uses sal, la comida tiene sal natural, buena para la salud. De ser necesario, utiliza sal marina (o del Himalaya) en cantidades muy pequeñas.

17. Sólo consume las vinagretas permitidas en este programa, incluidas en la sección de recetas adicionales en el recetario.

18. Debes beber 8 vasos de agua al día.

19. Ten siempre una botella de agua y una toalla cuando estés haciendo ejercicio.

20. NO masques chicle durante este programa. Lo único que hará es causarte ansiedad y abrirte más el apetito.

21. Lo mejor de este plan alimenticio es que puedes repetir cualquier comida que más te haya gustado en cualesquiera de los días de esa misma semana y en la misma hora. Es decir, si te gustó mucho el desayuno del lunes, puedes repetirlo en otro día de esa semana.

LO MÁS IMPORTANTE: ¡SIEMPRE SONRÍE Y MANTÉN UNA ACTITUD POSITIVA A DONDE QUIERA QUE VAYAS!

23

LISTA DE COMPRAS Y MENÚS
DEL PROGRAMA *DE GORDITA A MAMACITA*

A continuación, encontrarás el plan de alimentación de 21 días, dividido en 3 semanas de 7 días, y cada día con 6 deliciosas comidas. Verás que es muy práctico y fácil de seguir.

Primero, te doy la lista para el supermercado, dividida por frutas, vegetales, carbohidratos, condimentos y especias, proteína animal, nueces y semillas, y otros ingredientes.

Cada una de las listas está basada en el plan de alimentación de la semana a la que corresponde. Recuerda que si alteras las comidas, consecuentemente causarás cambios en la lista para el supermercado.

En el capítulo 24 encontrarás las recetas, no sólo para cada uno de los 21 días, sino que te brindo muchas más opciones para hacer sustituciones si resultas alérgica a algún ingrediente o simplemente no te gusta algún alimento. ¡Incluso te sirve de ideas para continuar comiendo saludable después de estas 3 semanas!

Así que adelante. Es hora de aplicar lo que hemos aprendido en estas páginas. ¡Manos a la obra!

SEMANA 1	
LISTA PARA EL SUPERMERCADO	
FRUTAS	VEGETALES
Aguacate	Ajos
Arándanos	Apio
Fresas	Arúgula
Limones	Brócoli
Manzanas	Calabacín
Tomates	Cebolla
Toronjas	Champiñones (hongos)
	Espárragos
	Espinacas
	Lechuga de temporada
	Lechuga romana
	Palmitos
	Pimiento verde, rojo y amarillo
OTROS	CARBOHIDRATOS
Aceite en espray (preferiblemente de coco)	Arroz integral o salvaje
Miel de abeja pura o cruda	Avena sin gluten
Proteína en polvo	Camote (batata o papa dulce)
Té Oolong	Pan integral
	Pasta penne
CONDIMENTOS Y ESPECIAS	PROTEÍNA ANIMAL
Canela en polvo	Atún
Orégano	Huevos
Sal y pimienta	Pavo molido
	Pechuga de pollo
	Pescado blanco
	Salmón
	Yogur griego sin sabor
NUECES Y SEMILLAS	
Almendras	
Nueces	
Nueces de Brasil	

* Esta lista para el supermercado está basada en la tabla de alimentos de la Semana 1. Alterar las comidas consecuentemente causará cambios en la lista para el supermercado.

SEMANA 1. PLAN DE ALIMENTACIÓN

DÍA 1

Nota: al despertar tomar en ayunas un vaso de agua tibia con un chorrito de limón.

COMIDA 1 Tortilla de huevo (1 huevo entero y 3 claras) con vegetales y una taza de avena sin gluten endulzada con miel.	**COMIDA 2** ¼ de taza de popurrí de nueces y semillas acompañada por 1 manzana pequeña.
COMIDA 3 5 oz de pechuga de pollo con champiñones, ½ taza de arroz integral y ensalada pequeña de vegetales.	**COMIDA 4** ⅓ taza de yogur griego sin sabor con frutos rojos y un chorrito de miel.
COMIDA 5 5 oz de salmón a la plancha (o a la parrilla) con 10 espárragos salteados.	**COMIDA 6** Licuado de proteína (1 medida [*scoop*] de proteína en polvo hecho con agua).

DÍA 2

Nota: al despertarse tomar en ayunas un vaso de agua tibia con un chorrito de limón.

COMIDA 1 1 huevo entero, 1 rebanada de pan integral (o pan de germinado) y media toronja.	**COMIDA 2** 4 palitos de apio con ¼ taza de nueces de Brasil y 1 manzana pequeña.
COMIDA 3 5 oz de albóndigas de pavo en salsa acompañada por ½ taza de pasta penne cocida.	**COMIDA 4** ½ toronja, 10 almendras crudas sin sal y 1 taza de té Oolong.
COMIDA 5 Ensalada con 5 oz de pollo a la plancha, champiñones, espinacas y espárragos.	**COMIDA 6** Claras de huevo cocidas.

Continúa en la siguiente página

SEMANA 1. PLAN DE ALIMENTACIÓN

DÍA 3
Nota: al despertarse tomar en ayunas un vaso de agua tibia con un chorrito de limón.

COMIDA 1	COMIDA 2
⅓ taza de avena sin gluten hecha con 4 claras de huevos.	Ensalada de frutas con yogur griego sin sabor con 5 almendras.
COMIDA 3 ½ taza de ensalada de atún con ensalada de vegetales frescos, 1 rodaja de aguacate acompañado con 3 oz de camote (batata) al horno en cuadrados.	**COMIDA 4** Licuado de proteína (½ taza de leche de coco, 1 medida [*scoop*] de proteína en polvo y ¼ taza de fresas).
COMIDA 5 Tacos sin carbohidratos, estilo proteína, servidos en lechuga romana con 5 oz de pavo molido con pico de gallo y guacamole.	**COMIDA 6** Claras de huevo cocidas.

DÍA 4
Nota: al despertarse tomar en ayunas un vaso de agua tibia con un chorrito de limón.

COMIDA 1	COMIDA 2
Tortilla de huevo (1 huevo entero y 3 claras) con vegetales y ⅓ taza de avena sin gluten endulzada con miel.	Jugo verde.
COMIDA 3 5 oz de pollo a la parrilla estilo fajita con guacamole, pico de gallo y lechuga romana picada acompañado con ⅓ taza de arroz integral.	**COMIDA 4** ⅓ taza de yogur griego sin sabor con frutos rojos y un chorrito de miel.
COMIDA 5 5 oz de hamburguesas de atún con lechuga mixta.	**COMIDA 6** Licuado de proteína (1 medida [*scoop*] de proteína en polvo hecho con agua).

Continúa en la siguiente página

SEMANA 1. PLAN DE ALIMENTACIÓN

DÍA 5

Nota: al despertarse tomar en ayunas un vaso de agua tibia con un chorrito de limón.

COMIDA 1	COMIDA 2
1 huevo entero, 1 rebanada de pan integral y media toronja.	4 palitos de apio con ¼ taza de nueces de Brasil y 1 manzana pequeña.
COMIDA 3	**COMIDA 4**
5 oz de pechuga de pollo a la plancha con ensalada de aguacate y 3 oz de camote (batata) horneado en julianas.	½ toronja, 10 almendras crudas sin sal y 1 taza de té Oolong.
COMIDA 5	**COMIDA 6**
5 oz de filete de pescado blanco servido con ensalada de arúgula, aguacate y palmitos.	Claras de huevo cocidas.

DÍA 6

Nota: al despertarse tomar en ayunas un vaso de agua tibia con un chorrito de limón.

COMIDA 1	COMIDA 2
⅓ taza de avena sin gluten hecha con 4 claras de huevos.	1 ensalada de frutas con yogur griego natural con 5 almendras.
COMIDA 3	**COMIDA 4**
5 oz de pescado al horno con ½ taza de arroz salvaje y brócoli salteado.	Licuado de proteína (½ taza de leche de coco, 1 medida [*scoop*] de proteína en polvo y ¼ taza de fresas).
COMIDA 5	**COMIDA 6**
5 oz de albóndigas de pavo en salsa casera marinara sobre espagueti de calabacín.	Claras de huevo cocidas.

Continúa en la siguiente página

DÍA 7

Nota: al despertarse tomar en ayunas un vaso de agua tibia con un chorrito de limón.

COMIDA 1 Tortilla de huevo (1 huevo entero y 3 claras) con vegetales y ⅓ taza de avena sin gluten endulzada con miel.	**COMIDA 2** ¼ de taza de popurrí de nueces y semillas acompañada por 1 manzana pequeña.
COMIDA 3 6 oz de ceviche de corvina (u otro pescado blanco), 3 oz de camote (batata) cocido y ¼ de aguacate.	**COMIDA 4** ⅓ taza de yogur griego natural con frutos rojos y un chorrito de miel.
COMIDA 5 5 oz de salmón a la plancha (o a la parrilla) con 10 espárragos salteados.	**COMIDA 6** Licuado de proteína (1 medida [*scoop*] de proteína en polvo hecho con agua).

SEMANA 2. LISTA PARA EL SUPERMERCADO	
FRUTAS	**VEGETALES**
Aguacate	Ajo
Arándanos	Apio
Fresas	Arvejas chinas (guisantes de nieve)
Limón	Cebolla
Manzanas	Espinacas
Melón	Jengibre rallado
Sandía (patilla)	Lechuga
Tomate	Pepino
Toronja	Pimiento
	Zanahorias
OTROS	**CARBOHIDRATOS**
Aceite en espray (preferiblemente de coco)	Arroz salvaje o integral
Azúcar de coco	Avena sin gluten
Leche de coco o de almendras	Galletas de arroz inflado
Miel	Pan integral (o pan germinado)
Proteína en polvo	Pan de pita integral
CONDIMENTOS Y ESPECIAS	**PROTEÍNA ANIMAL**
Albahaca	Atún
Linaza molida	Huevos
Pimentón (paprika)	Pechuga de pollo
Sal y pimienta	Queso requesón bajo en sodio
Salsa de aminos (sustituto de la salsa de soja)	Salmón
Salsa de chile	Yogur griego natural
Salsa de tomate	
Semillas de ajonjolí negro	
Vinagre balsámico	
Vinagre de arroz	

Continúa en la siguiente página

| SEMANA 2. LISTA PARA EL SUPERMERCADO ||
NUECES Y SEMILLAS	GRANOS
Almendras crudas sin sal Merey Nueces pecanas	Garbanzos

* Esta lista para el supermercado está basada en la tabla de alimentos de la Semana 2. Alterar las comidas consecuentemente causará cambios en la lista para el supermercado.

PLAN DE ALIMENTACIÓN	
DÍA 8 Nota: al despertarse tomar en ayunas un vaso de agua tibia con una cucharadita de linaza molida.	
COMIDA 1 Licuado de proteína (½ taza de leche de coco o almendras, ½ taza de avena sin gluten, 4 fresas y 1 medida [*scoop*] de proteína, en polvo).	**COMIDA 2** 1 manzana cortada en trozos acompañada con 1 cucharada de mantequilla de almendra casera.
COMIDA 3 Sándwich de pollo con ensaladita verde.	**COMIDA 4** Crema de garbanzos (hummus) con 5 palitos de apio o zanahorias.
COMIDA 5 Nota: 15 minutos antes de la cena tomar un vaso de agua tibia con una cucharadita de linaza molida. Sopa de pollo.	**COMIDA 6** Claras de huevo cocidas.

Continúa en la siguiente página

SEMANA 2. PLAN DE ALIMENTACIÓN

DÍA 9

Nota: al despertarse tomar en ayunas un vaso de agua tibia con una cucharadita de linaza molida.

COMIDA 1 1 huevo hervido con 3 claras hervidas, ½ toronja y 1 rebanada de pan integral (o pan germinado).	**COMIDA 2** Pudín de proteína (½ taza de leche de coco y 1 medida [*scoop*] de proteína en polvo).
COMIDA 3 5 oz de salmón al horno, ⅓ taza de arroz salvaje o integral y ensaladita verde.	**COMIDA 4** ½ toronja y 10 almendras crudas sin sal.
COMIDA 5 Nota: 15 minutos antes de la cena tomar un vaso de agua tibia con una cucharadita de linaza molida. Ensalada de pollo estilo fajita.	**COMIDA 6** Claras de huevo cocidas.

DÍA 10

Nota: al despertarse tomar en ayunas un vaso de agua tibia con una cucharadita de linaza molida.

COMIDA 1 ½ taza de yogur griego natural con un puñado de frutos rojos endulzada con miel.	**COMIDA 2** 2 galletas de arroz inflado con 2 cucharadas de mantequilla de almendra casera.
COMIDA 3 Ensalada de pollo y sandía.	**COMIDA 4** Ensalada pequeña de melón con 1 cucharada de nueces pecanas.
COMIDA 5 Nota: 15 minutos antes de la cena tomar 1 vaso de agua tibia con 1 cucharadita de linaza molida. Pollo Kung Pao.	**COMIDA 6** Licuado de proteína (1 medida [*scoop*] de proteína en polvo hecho con agua).

Continúa en la siguiente página

SEMANA 2. PLAN DE ALIMENTACIÓN

DÍA 11

Nota: al despertarse tomar en ayunas un vaso de agua tibia con una cucharadita de linaza molida.

COMIDA 1	COMIDA 2
Licuado de proteína (½ taza de leche de coco o almendras, ½ taza de avena sin gluten, 4 fresas y 1 medida [*scoop*] de proteína en polvo).	1 manzana cortada en trozos acompañada con 1 cucharada de mantequilla de almendra casera.
COMIDA 3	**COMIDA 4**
Sándwich de pollo con ensaladita verde.	Crema de garbanzos (hummus) con 5 palitos de apio o zanahorias.
COMIDA 5	**COMIDA 6**
Nota: 15 minutos antes de la cena tomar un vaso de agua tibia con 1 cucharadita de linaza molida. Tacos sin carbohidratos, estilo proteína, servidos en lechuga romana con 5 oz de pavo molido con pico de gallo y guacamole.	Claras de huevo cocidas.

Continúa en la siguiente página

SEMANA 2. PLAN DE ALIMENTACIÓN

DÍA 12

Nota: al despertarse tomar en ayunas un vaso de agua tibia con una cucharadita de linaza molida.

COMIDA 1	COMIDA 2
1 huevo hervido con 3 claras hervidas, ½ toronja y 1 rebanada de pan integral (o pan germinado).	Jugo verde.
COMIDA 3 Arroz con atún y vegetales.	**COMIDA 4** ½ toronja y 10 almendras crudas sin sal.
COMIDA 5 Nota: 15 minutos antes de la cena tomar un vaso de agua tibia con una cucharadita de linaza molida. Sopa de pollo.	**COMIDA 6** Licuado de proteína (1 medida [*scoop*] de proteína en polvo hecho con agua).

DÍA 13

Nota: al despertarse tomar en ayunas un vaso de agua tibia con una cucharadita de linaza molida.

COMIDA 1	COMIDA 2
½ taza de yogur griego natural con un puñado de frutos rojos endulzada con miel.	Pudín de proteína (½ taza de leche de coco y 1 medida [*scoop*] de proteína en polvo).
COMIDA 3 5 oz de salmón horneado, ⅓ taza de arroz salvaje o integral y ensaladita verde.	**COMIDA 4** Ensalada pequeña de melón con 1 cucharada de nueces pecanas.
COMIDA 5 Nota: 15 minutos antes de la cena tomar un vaso de agua tibia con una cucharadita de linaza molida. Ensalada de pollo estilo fajita.	**COMIDA 6** Claras de huevo cocidas.

Continúa en la siguiente página

SEMANA 2. PLAN DE ALIMENTACIÓN

DÍA 14

Nota: al despertarse tomar en ayunas un vaso de agua tibia con una cucharadita de linaza molida.

COMIDA 1 Licuado de proteína (½ taza de leche de coco o almendras, ½ taza de avena sin gluten, 4 fresas y 1 medida [*scoop*] de proteína en polvo).	**COMIDA 2** 2 galletas de arroz inflado con 2 cucharadas de mantequilla de almendra casera.
COMIDA 3 Sándwich de pollo con ensaladita verde.	**COMIDA 4** Crema de garbanzos (hummus) con 5 palitos de apio o zanahorias.
COMIDA 5 Nota: 15 minutos antes de la cena tomar un vaso de agua tibia con una cucharadita de linaza molida. Pollo Kung Pao.	**COMIDA 6** Claras de huevo cocidas.

SEMANA 3. LISTA PARA EL SUPERMERCADO	
FRUTAS	**VEGETALES**
Aguacate	Ajo
Arándanos rojos (*cranberries*)	Apio
Fresas	Cebolla roja
Lima	Cebollín
Limón	Cilantro
Manzanas	Jengibre
Moras	Lechuga de temporada
Tomate	Pepino
	Pimiento
	Repollo morado
	Zanahoria
OTROS	**CARBOHIDRATOS**
Aceite de oliva	Avena sin gluten
Aceite en espray (preferiblemente de coco)	Pan integral (o pan germinado)
Azúcar de coco	Quínoa
Goji Berry (bayas de Goji)	
Leche de almendra o coco	
Miel cruda	
Proteína en polvo	
CONDIMENTOS Y ESPECIAS	**PROTEÍNA ANIMAL**
Ají en polvo	Atún
Canela en polvo	Filete de atún
Sal y pimienta	Pechuga de pollo
Romero	Pescado blanco
Aminos líquidos	Salmón
Tostadas integrales (estilo mexicano)	
Vinagre balsámico	
Vino blanco seco o sake	

Continúa en la siguiente página

SEMANA 3. LISTA PARA EL SUPERMERCADO

NUECES Y SEMILLAS	GRANOS
Almendras crudas sin sal Semillas de calabaza Semillas de girasol Semillas de sésamo	Garbanzos

* Esta lista para el supermercado está basada en la tabla de alimentos de la Semana 3. Alterar las comidas consecuentemente causará cambios en la lista para el supermercado.

PLAN DE ALIMENTACIÓN

DÍA 15

Nota: al despertarse tomar en ayunas un vaso de agua tibia con un chorrito de limón.

COMIDA 1	COMIDA 2
Tostada con huevo y tomate.	Pudín de chía con moras, fresas y proteína en polvo.

COMIDA 3	COMIDA 4
Ensalada de pollo, aguacate y fresas.	Tostada con atún y huevo.

COMIDA 5	COMIDA 6
Tartar de atún con ensaladita verde y ½ aguacate.	Claras de huevo cocidas.

DÍA 16

Nota: al despertarse tomar en ayunas un vaso de agua tibia con un chorrito de limón.

COMIDA 1	COMIDA 2
Panquecas de proteína.	Jugo verde.

COMIDA 3	COMIDA 4
5 oz de pescado blanco, ⅓ taza de quínoa y ensalada verde.	4 palitos de apio con 1 cucharada de mantequilla de almendra casera con 12 arándanos rojos (*cranberries*).

COMIDA 5	COMIDA 6
Salmón en salsa teriyaki con 10 espárragos al vapor o al horno.	Claras de huevo cocidas.

Continúa en la siguiente página

SEMANA 3. PLAN DE ALIMENTACIÓN

DÍA 17

Nota: al despertarse tomar en ayunas un vaso de agua tibia con un chorrito de limón.

COMIDA 1	COMIDA 2
Tortilla de huevo de 5 claras con vegetales y ½ aguacate pequeño.	¼ de taza de popurrí de nueces y semillas acompañada por 1 manzana pequeña.
COMIDA 3	**COMIDA 4**
Garbanzos con atún y vegetales.	Licuado de proteína hecho con agua, con 5 almendras crudas sin sal.
COMIDA 5	**COMIDA 6**
Pollo picante con zanahorias rostizadas.	Licuado de proteína hecho con agua.

DÍA 18

Nota: al despertarse tomar en ayunas un vaso de agua tibia con un chorrito de limón.

COMIDA 1	COMIDA 2
Tostada con huevo y tomate.	Pudín de chía con moras, fresas y proteína en polvo.
COMIDA 3	**COMIDA 4**
Ensalada de pollo, aguacate y fresas.	1 licuado de proteína hecho con agua, con 5 almendras crudas sin sal.
COMIDA 5	**COMIDA 6**
Tartar de atún con ensaladita verde y ½ aguacate.	Licuado de proteína hecho en agua.

Continúa en la siguiente página

SEMANA 3. PLAN DE ALIMENTACIÓN

DÍA 19

Nota: al despertarse tomar en ayunas un vaso de agua tibia con un chorrito de limón.

COMIDA 1	COMIDA 2
Panquecas de proteína.	Jugo verde.
COMIDA 3 5 oz de pescado blanco, ⅓ taza de quínoa y ensalada verde.	**COMIDA 4** 4 palitos de apio con 1 cucharada de mantequilla de almendra casera con 12 arándanos rojos (*cranberries*).
COMIDA 5 Salmón en salsa teriyaki con 10 espárragos al vapor o al horno.	**COMIDA 6** Claras de huevo cocidas.

DÍA 20

Nota: al despertarse tomar en ayunas un vaso de agua tibia con un chorrito de limón.

COMIDA 1	COMIDA 2
Tortilla de huevo de 5 claras con vegetales y ½ aguacate pequeño.	¼ de taza de popurrí de nueces y semillas acompañada por 1 manzana pequeña.
COMIDA 3 Garbanzos con atún y vegetales.	**COMIDA 4** Tostada con atún y huevo.
COMIDA 5 Pollo picante con zanahorias rostizadas.	**COMIDA 6** Licuado de proteína hecho en agua.

Continúa en la siguiente página

SEMANA 3. PLAN DE ALIMENTACIÓN

DÍA 21
Nota: al despertarse tomar en ayunas un vaso de agua tibia con un chorrito de limón.

COMIDA 1	COMIDA 2
Tostada con huevo y tomate.	Pudín de chía con moras, fresas y proteína en polvo.
COMIDA 3 Ensalada de pollo, aguacate y fresas.	**COMIDA 4** 4 palitos de apio con 1 cucharada de mantequilla de almendra casera con 12 arándanos rojos (*cranberries*).
COMIDA 5 Tartar de atún con ensaladita verde y ½ aguacate.	**COMIDA 6** Licuado de proteína hecho en agua.

24

RECETARIO DEL PROGRAMA
DE GORDITA A MAMACITA

Todas las recetas son para una persona, a menos que se especifique lo contrario.

COMIDA 1: DESAYUNOS

Tortilla de huevo con vegetales y avena
Tortilla de huevo:
- 1 huevo entero con 3 claras de huevo (o el equivalente de $\frac{1}{3}$ taza de claras de huevo líquidas)
- 1 cda. de tomate picado
- 1 cda. de hongos
- 1 cda. de pimientos picados
- 1 cda. de cebolla picada
- Aceite de coco en espray

En una sartén precalentada con un poco de aceite en espray, cocinar los vegetales. Verter la mezcla en la sartén y cocinarlo por ambos lados. Doblarlo en forma de tortilla y listo para servir.

Avena:

- ⅓ taza de avena
- ⅓ taza de agua
- 1 cda. de miel
- 1 pizca de canela

Mezclar el agua con la avena y cocinar en una olla por un par de minutos. Cuando empiece a espesarse retirar del fuego y añadir la pizca de canela. Endulzar con un poco de miel y listo para disfrutar.

Huevo con pan integral y toronja

- 1 huevo entero con 3 claras (o el equivalente de ⅓ taza de claras de huevo líquidas)
- Aceite de coco en espray
- 1 rebanada de pan integral (o pan germinado)
- ½ toronja

Mezclar los huevos en un envase pequeño y cocinar la mezcla en una sartén caliente con aceite en espray. Cocinarlo por ambos lados y servir con la rebanada de pan y la media toronja.

Avena, claras de huevo y arándanos

- ⅓ taza de avena
- ⅓ taza de agua
- 4 claras de huevo
- 1 pizca de canela
- 1 puñado de arándanos
- 1 puñado de nueces
- Aceite en espray

Mezclar el agua con la avena y cocinar en una olla por un par de minutos. Cuando empiece a espesarse retirar del fuego y añadir las claras de huevo, arándanos, nueces y la pizca de canela. Endulzar con un poco de miel y listo para disfrutar.

Panquecas de avena con mermelada de fresas caseras

Panquecas

- ⅓ taza de avena cruda
- 2 huevos enteros
- ¼ taza de requesón
- 1 cdta. de aceite de coco
- Aceite de coco en espray
- Canela al gusto

Combinar todos los ingredientes hasta que se haga una masa. Rociar un poco de aceite en espray en una sartén y verter un poco de la masa. Dejar cocinar hasta que se dore y voltear.

Mermelada

- 2 cdas. de miel
- ¼ taza de fresas picadas

En una sartén caliente con un poco de aceite de coco en espray, cocinar las fresas con la miel a fuego lento por 4-6 minutos. Servir las fresas por encima de las panquecas.

Huevos rancheros saludables

- 2 huevos enteros
- 2 claras de huevo
- 2 cdas. de salsa fresca o pico de gallo
- ½ aguacate
- 1 rebanada de pan integral

En una sartén caliente rociar un poco de aceite en espray para cocinar los huevos. Servir con dos cucharadas de salsa fresca, una rebanada de pan integral tostado o pan germinado y ½ aguacate pequeño.

Salsa fresca o pico de gallo

2   tomates
1   cebolla
2   limas
1   diente de ajo
1   puñado de cilantro
   Sal marina y pimienta al gusto
1   jalapeño pequeño (opcional)

Picar en cuadritos pequeños tomates, cebolla, ajo, cilantro y jalapeño. Exprimir el jugo de las limas. Agregar sal marina y pimienta al gusto. Mezclar bien.

Esta salsa puede guardarse en un recipiente de vidrio en el refrigerador hasta por una semana.

Panquecas de proteína para activar el metabolismo

¼   taza de hojuelas de avena, cruda
¼   taza de leche de almendra
½   taza de proteína en polvo
½   taza de claras de huevo
½   manzana verde, picada
2   cdas. de miel
2   cdas. de canela

Mezclar todos los ingredientes (menos las manzanas, miel y canela) hasta que se forme una masa homogénea. Verter la masa sobre una sartén caliente con un poco de aceite en espray. Cocinar por ambos lados hasta que esté dorado. Reservar.

Utilizando la misma sartén, cocinar las rodajas de manzana con la miel y la canela, durante 5-8 minutos. Servir con las panquecas.

Waffles de canela sin gluten
(4-5 PORCIONES):

- 1 medida (*scoop*) de proteína en polvo sabor vainilla
- ½ taza de harina de coco
- ½ taza de harina de avena
- 1 cdta. de polvo para hornear
- 1 ½ cdtas. de extracto puro de vainilla
- 2 cdtas. de canela en polvo
- 3 claras de huevo
- ½ taza de leche de almendra sin azúcar
- 2 cdas. de miel

Mezclar los ingredientes secos en un envase. Aparte, mezclar las claras, el extracto de vainilla y la leche. Combinar los ingredientes húmedos con los ingredientes secos. Dejar reposar la mezcla durante 10 minutos mientras la *wafflera* (la máquina para hacer *waffles*) se calienta. Rociar aceite en aerosol a la *wafflera* y añadir 1/2 taza de la mezcla. Cocinar de acuerdo a las instrucciones de la *wafflera*. Rociar un poco de canela de polvo. ¡Listo para disfrutar!

Tostada a la francesa

- ¼ taza de leche de almendra
- 1 cda. de proteína en polvo
- 1 huevo entero
- 1 rebanada de pan integral (o pan germinado) cortada a la mitad
- 1 manzana amarilla picada
- 1 puñado de nueces
-   Fresas para decorar

Mezclar la leche con el huevo y la proteína en polvo. Sumergir el pan en la mezcla. En una sartén caliente, rociar aceite y cocinar el pan hasta que se dore por ambos lados. Servir con la manzana, las nueces y las fresas. ¡Buen provecho!

Huevos revueltos acompañados de batata

- 3   claras de huevo + 1 huevo entero
- 4   tomates cherry picados
- 1   cda. de cebollín finamente picado
- ¼   taza de batata picada y previamente horneada (también conocida como camote o papa dulce)

Mezclar las claras de huevo con el huevo entero y el tomate. Rociar aceite en espray en una sartén caliente y cocinar los huevos. Condimentar con sal, pimienta y cebollín. Servir con la batata horneada. ¡Buen provecho!

Huevos horneados en aguacate

- 1   huevo entero + 3 claras
- 1   tomate picado
- ½   aguacate
- 1   rodaja de pan integral (o pan germinado)

Cortar el aguacate por la mitad y colocar el huevo, el tomate y las claras dentro. Hornear a 350 °F por 5-7 minutos. Retirar y dejar enfriar. Acompañar con el pan integral (o pan germinado).

Salteado de vegetales acompañado con huevo

- 1   huevo entero + 3 claras
- ⅓   aguacate
- ⅓   taza de camote (batata, papa dulce) al horno
- ⅓   taza de espinaca fresca picada

1   cda. de cebolla picada
1   cda. de pimiento rojo picado
    Sal y pimienta

En una olla precalentada rociar un poco de aceite en espray y añadir el camote, espinacas, cebolla y pimiento. Saltear por un par de minutos hasta que la cebolla y el pimiento estén cocidos. Reservar. En una sartén caliente cocinar el huevo y las claras. Servir el salteado de vegetales con el aguacate y los huevos. Condimentar con un poco de sal y pimienta al gusto. ¡Buen provecho!

Avena y camote horneado con proteína en polvo

(2-3 PORCIONES):
    ½ taza de avena cocinada
    ⅓ taza de camote (batata, papa dulce), hervida y en puré
    1   medida (*scoop*) de proteína en polvo sabor de vainilla
    ⅓ taza de leche de almendra
    1   cda. de nueces
    3   fresas picadas para decorar
    1   pizca de canela

Combinar la avena, el camote y el proteína en polvo en un envase peque-ño. Añadir luego la leche de almendra y la canela. Puedes hornearlo por unos 5-10 minutos a 350 °F o servir frío. Decorar con las nueces y las fresas. ¡Listo para disfrutar!

Huevos horneados con aguacate

    ½ taza de pico de gallo (1 tomate grande y ½ cebolla)
    1   pequeño aguacate picado
    4   huevos enteros y 4 claras
        Sal y pimienta

Precalentar un horno a 400 ºF. Picar el tomate y la cebolla. Sofreír en una sartén de hierro fundido con un poco de aceite en espray por un par de minutos. Retirar del fuego. Picar el aguacate en rodajas y ponerlo por encima del sofrito dejando espacios entre ellos. Poner los 4 huevos enteros en la sartén y rellenar con las claras donde sea necesario. Condimentar con un poco de sal y pimienta. Hornear por 10-12 minutos aproximadamente hasta que las claras de los huevos estén sólidas. Acompañar con carbohidratos de alta calidad como una rodaja de pan integral (o pan germinado). ¡Buen provecho!

Panquecas de proteína con sabor a coco

- 1 huevo entero + 3 claras de huevo
- 1 taza de leche de coco
- 1 cdta. de extracto de vainilla
- 1 cda. de aceite de coco
- 1 cda. de miel
- 1 medida (*scoop*) de proteína en polvo
- ½ taza de harina de coco
- 1 cdta. de polvo para hornear

Mezclar los ingredientes en la licuadora. Dejar reposar la mezcla. Verter un cuarto de mezcla en una sartén caliente y cocinar a fuego medio por 3-4 minutos o hasta que esté dorada. Voltear la panqueca y seguir cocinado por otros 2-3 minutos. Servir con miel y bayas (arándanos y fresas).

Avena con yogur griego, fresas y nueces

- ⅓ taza de avena
- ⅓ taza de leche de almendra (o de coco)
- 3 fresas picadas
- 1 cda. de yogur griego sin sabor
- 1 cdta. de extracto de vainilla

1   cda. de nueces
    Ralladura de limón
    Pizca de canela

Cocinar la avena con el extracto de vainilla y la leche en una estufa. Retirar del fuego y añadir el resto de los ingredientes. ¡Buen provecho!

Emparedado a la francesa con requesón

¼   taza leche de almendra
1   cda. de proteína en polvo
1   huevo entero
1   rebanada de pan integral (o pan germinado) cortado a la mitad
2   cdas. de requesón (queso cottage)
    Chorrito de miel
    Fresas, para decorar

Mezclar la leche con el huevo y la proteína en polvo. Sumergir el pan en la mezcla. Rociar aceite en espray en una sartén caliente y cocinar el pan hasta que se dore por ambos lados. Untar el requesón en el pan. Servir con las fresas y decorar con la miel. ¡Buen provecho!

Magdalenas de huevo acompañadas con pan integral

1   huevo entero + 4 claras
½   taza de leche de almendra
½   taza de vegetales picados (espinaca, tomate, espárragos, cebollín)
1   cda. de hierbas frescas (perejil, romero, albahaca)
1   cda. de pimienta negra
1   tomate picado
½   aguacate picado

Precalentar el horno a 375 °F. Mezclar los huevos con los vegetales y las hierbas hasta que la mezcla esté bien homogénea. Verter la mezcla en un envase para hornear magdalenas (*cupcakes*) y hornear por 18-22 minutos. Retirar del horno y dejar enfriar un poco. Poner una rodaja de tomate encima. Servir con una rodaja de pan integral (o pan germinado) y el aguacate.

Tostada con huevo y tomate

- 1 rodaja de pan integral (o pan germinado)
- 1 cda. de hummus (crema de garbanzos, ver la p. 280)
- 1 huevo + 3 claras
- 2 rodajas de tomate
- Pimienta negra
- Hojitas de perejil para decorar

Cocinar el huevo y las claras en una sartén con un poco de aceite en espray. Untar el hummus en el pan. Añadir el tomate y el huevo por encima. Condimentar con pimienta negra.

Panquecas de quínoa

- ⅓ taza de quínoa
- ¼ taza de harina integral
- 2 claras + 1 huevo entero
- ¼ leche de almendra
- 1 cda. de polvo de hornear
- ½ cdta. de cúrcuma en polvo
- 1 pizca de sal

En un plato hondo, combinar todos los ingredientes con una mezcladora hasta que se forme una masa homogénea.

En una sartén calentar con un poco de aceite en espray, verter un poco de la masa y cocinar las panquecas. Servir con fresas y miel para endulzar. ¡Listo para disfrutar!

Magdalenas de proteína y fresas

(4–5 PORCIONES):

- 2 tazas de avena en hojuelas
- ½ taza de leche de almendra
- 4 claras de huevo
- ¼ taza de yogur griego
- 4 cdas. de proteína en polvo
- 6 fresas, fileteadas
- 2 cdas. de linaza en polvo
- 1 cda. de polvo para hornear
- 1 cda. de extracto de vainilla
- ½ taza de azúcar de coco
- 1 pizca de sal

Precalentar el horno a 375 °F. En un envase hondo, combinar todos los ingredientes (menos las fresas) con una licuadora hasta que se forme una masa homogénea. Añadir las fresas. Poner la mezcla en una bandeja para hornear magdalenas (*cupcakes*). Hornear por 40-45 minutos. Dejar enfriar y listo para disfrutar.

Pimiento relleno de huevo acompañado de camote

- 1 huevo entero + 3 claras
- ½ pimiento amarillo cortado por la mitad
- ⅓ taza de camote (batata, papa dulce) picada en cuadrados
- 1 cda. de cebollín finamente cortado
- Sal

Cocinar el camote en el horno a 400 °F por 10-15 minutos o hasta lograr la consistencia deseada. Retirar del horno y dejar enfriar por un par de minutos. Aparte, poner los trozos de pimiento en una sartén y mientras se hace presión con la espátula (para evitar que se riegue por debajo), echar un huevo a cada mitad. Cocinar por 5-10 minutos. Condimentar con sal.

COMIDA 2: MERIENDAS DE LA MAÑANA

Frutos secos con manzana

1 manzana verde pequeña (o cualquier manzana de temporada)

⅓ taza de popurrí

Mezclar en un envase un ⅓ de taza de los siguientes ingredientes:

- Almendras crudas sin sal
- Semillas de calabaza
- Bayas de Goji
- Semillas de girasol
- Arándanos rojos (o uvas pasas)

Servir con la manzana y listo para disfrutar.

Apio con nueces brasileñas y 1 manzana

4 palitos de apio picado

¼ taza de nueces brasileñas

1 manzana amarilla picada

Servir la manzana picada en julianas con los palitos de apio y las nueces al lado. ¡Listo para disfrutar!

Queso de requesón con fresas

⅓ taza de queso requesón (cottage)

1 cda. de semillas de chía

⅓ taza de fresas

1 cda. de miel

Mezclar el queso y las semillas. Luego poner las fresas por encima y endulzar con un poco de miel. Listo para disfrutar.

Manzana amarilla con mantequilla de almendra

1   manzana amarilla cortada en gajos medianos
1   cda. de mantequilla de almendra (ver p. 279)
1   chorrito de miel

Poner la fruta en un recipiente de cristal con la mantequilla de almendra. Rociar un poco de miel y listo para disfrutar.

Yogur griego y fresas

½   taza de yogur griego natural sin sabor
⅓   taza de fresas
1   cdta. de miel

Mezclar el yogur con las fresas. Añadir un poco de miel y listo para disfrutar.

Galleta de arroz inflado con mantequilla de almendra con arándanos

1   galleta integral de arroz inflado (*rice cake*) libre de gluten
2   cdas. de mantequilla de almendra (ver p. 279)
1   cda. de miel
1   cda. de arándanos

Untar la mantequilla de almendra en la galleta de arroz integral y poner los arándanos encima. Endulzar con un poco de miel y listo para disfrutar.

Ensalada de frutas con yogur griego y 5 almendras

½   taza de frutas mixtas (melón amarillo, fresas picadas en trozos)
⅓   taza de yogur griego natural
5   almendras
1   chorrito de miel

Picar las frutas en trozos y ponerlas en un recipiente. Añadir el yogur y las almendras. ¡Listo para disfrutar!

Pudín de proteína

- ½ taza de leche de coco
- 1 medida (*scoop*) de proteína en polvo

Poner todos los ingredientes en un vaso (o en una licuadora) y mezclar. Listo para servir.

Pudín de chía con moras y fresas

- ⅓ taza de leche de coco
- 1 cda. de semillas de chía
- 5 moras
- 1 fresa
- 1 hoja de menta para decorar

En un envase pequeño, añadir la leche de coco y las semillas de chía. Refrigerar por un mínimo de 3 minutos. Servir con las moras. Decorar con la fresa y la menta.

COMIDA 3: ALMUERZOS

Pollo con champiñones, arroz integral y ensalada
Pollo

- 5 oz de pechuga de pollo
- ⅓ taza de arroz integral (o salvaje)
- ¼ taza de champiñones (hongos)
- ½ diente de ajo
- ¼ cebolla picadita

2 cdas. de vino blanco
Sal y pimienta
Perejil picado

En una sartén precalentada con un poco de aceite en espray, poner la pechuga de pollo. Cocinar a fuego mediano y cuando esté medio cocinado se añade el resto de los ingredientes. Cocinar el arroz de acuerdo con las instrucciones del empaque. Listo para disfrutar.

Ensalada
1 taza de lechugas mixtas
½ zanahoria rallada
½ pepino rallado

Aderezo
2 cdas. de aceite de sésamo
1 cda. de aminos
1 cda. de vinagre de arroz

Mezclar todos los ingredientes y listo.

Pasta con albóndigas de pavo
Albóndigas
⅓ taza de pasta integral cocida
5 oz de pechuga de pavo molida
1 huevo
1 cda. de orégano para decorar
1 cda. de cebolla picada
1 diente de ajo
Sal y pimienta

Mezclar el pollo con los demás ingredientes y armar las albóndigas. Dorar por 5 minutos en una sartén caliente con aceite en espray. Agregar la salsa y servir con la pasta. Cocinar por 20 minutos.

Salsa

- 1 cebolla blanca
- 4 tomates
- 1 manojo de orégano fresco (o albahaca) picado
- 1 diente de ajo
  Sal y pimienta

Licuar todos los ingredientes hasta formar una masa homogénea. Luego añadir a una sartén y cocinar con las albóndigas por un par de minutos revolviendo ocasionalmente.

Ensalada de atún acompañada de camote y aguacate

Ensalada de atún

- 1 lata de atún en agua sin sal
- ¼ de cebolla roja picada
- 1 cda. de aceite de oliva
- 1 palito de apio picado en cuadritos
  Sal del Himalaya y pimienta al gusto

Revolver todos los ingredientes en un envase y listo para disfrutar.

Camote y aguacate:

- 1 taza de lechugas mixtas
- 1 rodaja de aguacate picado
- 3 oz de camote (batata, papa dulce)
  Aceite en espray

Pelar y picar el camote en cuadrados y condimentar con un poco de sal y pimienta. Ponerlo en una bandeja para hornear con un poco de aceite en espray. Hornear por 30-40 minutos a 350 °F o hasta que se doren. Servir inmediatamente con la ensalada verde y el atún.

Tortillas con pollo a la parrilla

- 4 oz de pechuga de pollo
- 2 tortillas integrales
- ¼ taza de cebolla roja picada
- ¼ taza pimiento rojo picado
- ¼ taza de cebolla blanca picada
- ⅓ tomate picado en cuadrados
- ½ aguacate pequeño
- 1 limón (zumo)
- 1 lechuga romana picada

Condimentar el pollo con sal, pimienta y pimentón (paprika). Rociar aceite en espray en una sartén caliente y cocinar el pollo con el pimiento y la cebolla. Poner el pollo cocinado encima de las tortillas.

Aparte, sacar el relleno del aguacate y hacerlo puré usando un tenedor. Exprimir el limón por encima y condimentar con un poco de sal y pimienta al gusto. Servir con el tomate y la lechuga.

Ensalada de pollo acompañado de camote

Pollo

- 5 oz de pechuga de pollo
- Sal del Himalaya y pimienta
- Aceite en espray de coco

Ensalada

1   taza de lechugas mixtas
½ pepino cortado en rodajas
½ aguacate
1   palito de apio rallado

Camote

3   oz de camote (batata, papa dulce)

Condimentar el pollo con sal y pimienta y cocinar a la plancha hasta que se dore por ambos lados.

Poner todos los ingredientes de la ensalada en un cuenco y mezclar.

Pelar el camote, cortarlo en julianas, adobar con pimentón (paprika), sal y pimienta. Poner aceite en espray en una bandeja para hornear y llevar al horno 30-40 minutos a 350 °F hasta que se dore.

Pescado al horno con brócoli

5   oz de filete de pescado blanco
     Sal del Himalaya y pimienta al gusto
     Pimentón (paprika)
½ taza de arroz salvaje cocido según las instrucciones del paquete
½ taza de brócoli hecho al vapor
½ zanahoria rallada
½ pimiento rojo picado

Pescado

Precalentar el horno a 350 °F. Condimentar el pescado con sal, pimienta y pimentón (paprika). Llevar al horno 15 minutos o hasta que se dore.

Guarnición

Poner el brócoli en un poquito de agua a fuego mediano y taparlo por 4 minutos hasta que se ablande un poco. Luego, transferirlo a una sartén precalentada con aceite en espray y agregar la zanahoria y pimientos rojos. Saltear por un par de minutos. Listo para disfrutar.

Ceviche de corvina

- 6 oz de corvina
- 2 limones (zumo)
- 2 cdas. de cebolla roja picada en julianas
- 1/3 de ají rocoto picado
- 1 diente de ajo finamente picado
- 3 oz camote cocido
- 1 puñado de cilantro picado

Enjuagar la corvina y cortar en cuadrados pequeños. Colocar los trozos en un tazón mediano y exprimir el jugo de los limones por encima del pescado. La corvina debe estar completamente sumergida en el jugo de limón. Dejar reposar por un par de minutos.

Vaciar la mitad del jugo de limón. Añadir la cebolla, ajo, cilantro y el ají. Revolver suavemente. Servir con camote, aguacate y ensalada verde.

Aguacate a la mexicana

- 4 oz de pechuga de pollo cocinada y desmechada
- 1/4 taza de arroz integral cocido
- 1 aguacate
- 1 cda. de tomate picado en cuadritos
- 1 cda. de frijoles refritos
- 1 cdta. de cebollín picado

Cortar el aguacate por la mitad. Sacar un poco del relleno del aguacate con una cuchara. Rellenar con el pollo, arroz, frijoles y tomates. Decorar con el cebollín. ¡Listo para disfrutar!

Cuenco de chili

½ taza de pavo molido
¼ taza de frijoles rojos cocinados o en lata (baja en sodio)
⅓ cebolla picada (para el guiso)
¼ pimiento rojo picado
½ jalapeño picado
½ tomate picado
½ cebolla picada (para la salsa)
2 cdas. de cilantro finamente picado
1 diente de ajo picado
1 cda. de comino
1 pizca de pimienta de Cayena
¼ de aguacate (para decorar)
1 cda. de cilantro picado (para decorar)

En una licuadora, combinar el ½ tomate y la ½ cebolla, con agua (la cantidad de agua dependerá de la consistencia que se desee). Reservar. En una sartén caliente, rociar un poco de aceite en espray, añadir el ajo y luego de un par de segundos agregar el pavo. Cocinar a fuego medio, por 10 minutos. Reducir el fuego y añadir el pimiento, cebolla, jalapeño y frijoles rojos. Cocinar por otros 5 minutos. Agregar la salsa de tomate y condimentar con la sal, pimenta de Cayena y el comino. Tapar la sartén y dejar cocinar por 20 minutos, aproximadamente, a fuego lento. Revolver ocasionalmente. Decorar con aguacate y cilantro. Servir acompañado de una ensalada fresca.

Ensalada de pollo y sandía

5 oz de pechuga de pollo sin piel
1 pizca de albahaca
1 taza de sandía (patilla) en cubos
½ taza de queso requesón (queso cottage)
¼ taza de almendras fileteadas

1 cda. de azúcar de coco
    Vinagre balsámico
2 tazas de hojas mixtas de lechuga

Verter el vinagre balsámico en una cacerola pequeña, con el azúcar de coco y dejar que se caliente bien. Disminuir el fuego y cocinar durante 15-20 minutos hasta que se caramelice. Calentar una sartén y rociar aceite en espray. Untar el pollo con sal y pimienta y cocinar hasta que esté bien cocido. Combinar el pollo en la mezcla con el vinagre balsámico. En un plato aparte, mezclar la sandía con el queso requesón usando una cuchara. Servir el pollo sobre la base de lechuga con sandía y por último agregar las almendras y la albahaca. Listo para disfrutar.

Salmón horneado

4 oz de salmón
½ taza de arroz salvaje cocinado
½ taza de berenjena picada en cuadrados
⅓ pimiento rojo picado
½ cda. de perejil picado
    Sal y pimienta
    Pimentón (paprika)

Precalentar el horno a 350 °F. Condimentar el salmón con el pimentón, la sal y la pimienta. Cocinar al horno por 20 minutos aproximadamente. Mientras se hornea el pescado, rociar aceite en espray en una sartén caliente y saltear los vegetales. Servir con el arroz. ¡Buen provecho!

Risotto de pollo con champiñones

4 oz de pechuga de pollo picada y cocinada a la parrilla
½ taza de arroz integral cocido
½ taza de champiñones finamente picados

½ cebolla blanca picada

1 ½ tazas de caldo de pollo sin sal añadida

1 diente de ajo picado

1 cda. de aceite de oliva

1 cda. de pimienta negra

En un plato hondo, verter agua hirviendo sobre los hongos secos. Tapar y dejar reposar aproximadamente 30 minutos o hasta que estén suaves. Escurrir el agua y reservar en un envase.

Mientras tanto, en una sartén caliente con un poco de aceite en espray, cocinar los hongos frescos durante unos 5 minutos y reservar. En la misma sartén, sofreír la cebolla y el ajo en un poco de aceite de oliva, hasta que la cebolla esté tierna. Añadir el arroz, cocinar y mezclar durante 2-3 minutos, hasta que el arroz comience a dorarse.

En otra sartén, agregar el caldo, el pollo y el agua en la que remojaste los hongos. Dejar cocinar a fuego lento. Continuar cocinando y revolver de vez en cuando, hasta que se absorba el líquido. Añadir los hongos en la mezcla. Sazonar con pimienta y servir. Acompañar con la ensalada fresca preferida.

Sándwich con pollo

4 oz de pechuga de pollo hervida y desmechada

2 cdas. de yogur griego

1 cda. de arándanos, deshidratados

½ taza de espinacas

1 pieza de pan de pita integral

2 hojas de lechuga

3 rodajas de tomate

En un pequeño cuenco, mezclar el pollo, yogur y arándanos deshidratados hasta que crear una mezcla homogénea. Condimentar con sal y pimienta.

Picar el pan de pita por la mitad y rellenar con la mezcla de pollo y lechuga. Servir con ensalada fresca de tomate y espinaca. ¡Buen provecho!

Ensalada de salmón, manzana y pera

  1 filete de salmón al horno
  2 tazas de lechuga picada
  1 pera en rodajas
  1 manzana en rodajas
  ¼ taza de nueces (*walnuts*)
  1 remolacha grande
     Aceite de oliva extra virgen
  ¼ taza de arándanos secos
     Sal y pimienta

Cortar la remolacha en cuadritos pequeños y rociarle aceite de oliva por encima. Hornear a 375 °F por 8–10 minutos. Reservar. Servir una base de lechugas y poner la manzana y la pera en rodajas. Servir el salmón por encima. Añadir la remolacha y las nueces. Servir con la vinagreta de sidra de manzana y miel.

Vinagreta de sidra de manzana y miel

  6 cdas. aceite de oliva extra virgen
  ¼ taza de miel
  2 cdas. de vinagre de sidra de manzana
  1 limón (zumo)
     Pizca de cebolla en polvo
     Sal y pimienta

Batir todos los ingredientes en un cuenco pequeño. Puede conservarse bien tapada en el refrigerador de 3 a 5 días. Si se separan los ingredientes, se deben batir bien hasta volver a emulsionar.

Arroz con atún y vegetales

1   lata de atún sin sal

⅓   taza de arroz integral cocido

½   taza de brócoli

2   cdas. de cebollín picado

3   cdas. de apio picado

2   cdas. de pimiento rojo picado

½   aguacate

4   rodajas de tomate para servir

Sofreír con aceite en espray los vegetales en una sartén caliente. Añade el atún y el arroz. Mezclar en un molde. Servir con aguacate picado y tomates. ¡Buen provecho!

Pescado blanco con quínoa

1   taza de verduras mixtas

½   taza de quínoa roja cocida

⅓   taza de brócoli hervido

5   oz de pescado blanco

1   cda. de pimiento rojo cortado en juliana

8   judías verdes picadas

2   cdas. de zanahorias picadas

1   cda. de perejil picado

Colocar todos los ingredientes de la ensalada en un tazón grande y revolver para combinar.

Cocina el pescado blanco en el horno durante 20 minutos a 350 °F. Añadir sal y pimienta al gusto.

Ensalada de pollo con aguacate y fresas

- 1   taza de hojas mixtas de lechuga
- 5   oz de pechuga de pollo cocida y picada
- 4   huevos duros picados
- 1   manojo de tomates picados
- 1   pepino picado
- 1   manojo de fresas picadas
- ½   aguacate picado

En un envase hondo servir las hojas mixtas de lechugas. Añadir el resto de los ingredientes en hileras. ¡Listo para disfrutar!

Garbanzos con atún y vegetales

- ⅓   cebolla roja (rodajas)
- 2   cdas. de zanahoria rallada
- ½   aguacate pequeño
- 2   cdas. de pimiento en cuadritos
- 1   limón (zumo)
- 1   cda. de vinagre
- 1   cda. de repollo morado
- ⅓   taza de garbanzos cocidos
- 1   lata de atún

Mezclar los ingredientes en un recipiente y listo para disfrutar.

Ensalada de salmón con granada y camote

- 4   oz de salmón
- 1   manojo de col rizada
- ⅓   taza de camote (batata), picado y horneado
- 2   cdas. de semillas de granada
- 1   cda. de almendras

1   diente de ajo machacado
    Pimentón (paprika)
    Sal y pimienta

Condimentar el salmón con sal, pimienta y pimentón. En una sartén calentar con aceite en espray, añadir el salmón con el ajo y cocinar 10 minutos por cada lado (o hasta que quede dorado por ambos lados). Picar el salmón en trozos y reservar.

Mezclar el salmón y el camote con el resto de los ingredientes. ¡Buen provecho!

Pastel de pavo
(4–5 PORCIONES):

1   lb de pechuga de pavo molida
⅓   taza de arroz integral cocido
2   cdas. de cebolla blanca picada
4   huevos
1   diente de ajo
2   cdas. de pimiento rojo picado
1   pizca de sal y pimienta
1   pizca de pimentón (paprika)
6   judías verdes

Hervir 3 huevos durante 8 minutos. En un tazón grande, combinar la carne de pavo molida con la cebolla picada, el pimiento rojo, el ajo y el huevo restante. Sazonar con sal, pimienta y pimentón.

Cubrir ligeramente un molde rectangular para hornear con aceite en espray para cocinar. Poner unas capas de la carne molida de pavo en el molde y colocar dentro los huevos cocidos y judías verdes. Cubrir con otra capa.

Hornear entre 30 y 40 minutos a 350 ºF. Sacar del horno y dejar que se enfríe antes de cortar. Servir con ensalada y arroz integral. ¡Buen provecho!

Ensalada de pasta integral y pollo

- ⅓ de taza de pasta integral cocida
- 4 oz de pechuga de pollo a la plancha
- ½ tomate picado en cuadrados
- 1 aguacate pequeño

En un recipiente mezclar todos los ingredientes, rociar el aderezo y a disfrutar.

Aderezo

- 2 cdas. de aceite de sésamo
- 1 cda. de aminos
- 1 cda. de vinagre de arroz

Mezclar todos los ingredientes y listo.

COMIDA 4: MERIENDAS DE LA TARDE

Yogur griego con frutos rojos

- ⅓ taza de yogur griego natural sin sabor
- ½ taza de frutos rojos (fresas, frambuesas, arándanos)
- 1 chorrito de miel

Poner todos los ingredientes en un envase de vidrio y listo para disfrutar.

Toronja y almendras

- ½ toronja (pomelo)
- 10 almendras crudas sin sal

Servir todo en un plato y listo para disfrutar.

Crema de garbanzos o hummus

2 tazas de garbanzos previamente cocinados (o puedes utilizar los que vienen en lata, sin sal)
2 dientes de ajo
2 limones verdes
Sal marina al gusto
2 cdas. de aceite de oliva
1 zanahoria cortada en tiritas o 4 palitos de apio

Poner todos los ingredientes en un procesador de comida o licuadora. Revolver por unos minutos hasta que esté cremoso. Guardar la mezcla en un envase de vidrio. Meter en el refrigerador por un par de minutos y listo para disfrutar.

Tostada con requesón y manzana

⅓ taza de requesón (queso cottage)
4 clavos de olor
½ manzana cortada en rodajas
1 rodaja de pan integral (o pan germinado)
1 cda. de miel
1 pizca de canela en polvo
1 manojo de nueces
1 frambuesa picada a la mitad

En una sartén calentar a fuego lento la miel, clavos de olor y la canela. Añadir la manzana y cocinar por ambos lados. Aparte, untar el requesón en el pan integral. Servir la manzana por encima del pan. Remover los clavos. Esparcir las nueces por encima. Decorar con la frambuesa. ¡Listo para disfrutar!

Ensalada de melón con nueces

- ½ taza de melón
- 1 cda. de miel
- 1 cda. de semillas de cáñamo
- 2 oz de nueces pecana
- 1 cda. de arándanos

Mezclar los ingredientes en un plato y endulzar con la miel.

Manzana amarilla y almendras

- 1 manzana amarilla
- 10 almendras

Servir todo en un plato y listo para disfrutar.

Yogur con linaza

- ⅓ taza de yogur griego natural sin sabor
- ½ cdta. de linaza molida
- ¼ taza de nueces
- 1 chorrito de miel

Poner todos los ingredientes en un envase de vidrio y listo para disfrutar.

Yogur con arándanos, coco y nueces

- ½ taza de arándanos
- ⅓ taza de yogur griego natural sin sabor
- 1 cda. de ralladura de coco
- 1 cda. de nueces
- 1 fresa para decorar

Combinar el yogur y los arándanos en una licuadora hasta que sea una mezcla homogénea. Servir con la ralladura de coco y las nueces. Decora con la fresa. ¡Listo para disfrutar!

Salmón y espárragos

  8 espárragos al vapor
  4 trozos de salmón ahumado
  1 cda. de aceite de oliva
     Pimienta negra

Envolver 2 espárragos con un trozo de salmón. Repetir el mismo procedimiento con los otros espárragos. Rociar un poco de aceite de oliva y sazonar con pimienta negra. ¡Listo para disfrutar!

Tostada mexicana con atún y huevo

  4 oz de atún crudo picado en cuadritos
  1 huevo cocido al gusto
  1 tostada mexicana integral
  ½ aguacate pequeño
  ¼ pepino cortado en rodajas
  1 cda. de aceite de soja
     Sal y pimienta

Condimentar el atún con la soya, sal y pimienta. Reservar. Sacar el relleno del aguacate y machacar con un tenedor. Untar el puré en la tostada. Poner por encima el pepino, el atún y el huevo. Condimentar con un poco de sal y pimienta. ¡Buen provecho!

COMIDA 5: CENA

Ensalada de salmón

  1 taza de verduras mixtas
  1 huevo hervido y en rodajas
  5 oz salmón al horno
  1 cda. de repollo morado

8   judías verdes picadas

2   cdas. de zanahorias picadas

1   cda. de perejil picado

1   cucharada de aceite de oliva

½   limón (zumo)

1   diente de ajo

1   pizca de orégano

Colocar todos los ingredientes de la ensalada en un tazón grande y revolver para combinar.

Para el aderezo, en un tazón pequeño mezclar el aceite de oliva, jugo de limón, el ajo y el orégano. Mezclar con la ensalada. Cocinar el salmón en el horno durante 20 minutos a 350 °F. Sazonar con sal y pimienta al gusto.

Ceviche con aguacate y ensalada

1   filete de pescado blanco (aproximadamente 4-5 onzas)

¼   cebolla roja picada

1   cda. de pimiento rojo picado

½   aguacate pequeño picado

½   taza de hojas mixtas de lechuga

1   cda. de semillas de sésamo negro

3   limones (zumo)

3   rodajas de pimiento rocoto para decorar

1   cda. de hojas de perejil para decorar

Limpiar y cortar el pescado en pequeños trozos. En un cuenco pequeño, poner el jugo de limón con la cebolla, pimiento y el pescado, asegurándose de que el jugo de limón cubra todo el pescado. Dejar reposar un par de minutos. Servir sobre la lechuga y acompañar con el aguacate. Rociar las semillas de sésamo por encima. Decorar con el perejil y el rocoto. ¡Buen provecho!

Ensalada estilo *caprese* con pollo y aguacate

- 5   oz de pechuga de pollo cocida y picada en cuadrados
- 2   tazas de lechuga romana
- ½   tomate cortado en rodajas para decorar
- ½   aguacate picado
- 1   palmito picado
- 1   pizca de albahaca fresca picada
-     Aderezo balsámico ligero al gusto

Colocar todos los ingredientes (menos el tomate) en un plato un poco profundo y echarle un poco de aderezo balsámico ligero. Revolver. Adornar con los tomates. ¡Listo para disfrutar!

Ensalada vegetariana con huevo y aguacate

Ensalada

- 1   bolsa de lechuga mixta o espinacas
- ¼   cebolla roja cortada en cuadritos
- 1   tomate grande cortado en cuadritos
- 1   puñado de semillas de girasol
- ½   aguacate maduro cortado en rodajas finas
- 1   huevo hervido
-     Sal y pimienta al gusto

En un plato hondo poner una base de lechuga mixta. Añadirle el resto de los ingredientes. Condimentar con un poco de sal y pimienta al gusto. Acompañar con vinagreta de mostaza y vinagre de sidra de manzana.

Vinagreta

- ¼   taza de aceite de oliva
- 3   cdas. de vinagre de sidra de manzana
- 1   cda. de mostaza de Dijon
- 1   limón (zumo)

Mezclar todos los ingredientes en un envase. ¡Listo para disfrutar!

Hamburguesa de atún acompañada de guacamole y espárragos

- 1   lata de atún en agua sin sal
- 1   cda. de cebolla blanca picada
- 1   cda. de pimiento rojo picado
- 1   manojo de espárragos cocidos al vapor
- ⅓   de taza de guacamole
- 1   huevo

En un recipiente mezclar el atún, el huevo, la cebolla, el pimiento, la sal y la pimienta. Armar las hamburguesas y asarlas a la plancha con aceite en espray por 20 minutos.

Acompañar con el guacamole y los espárragos.

Pollo Kung Pao

- 4   oz pechuga de pollo sin hueso
- 1   diente de ajo picado
- 1   cda. de pimientos (amarillos, rojos, naranjas)
- 1   cda. de arvejas chinas (guisantes de nieve)
- 1   puñado de merey
- 1   cda. de semillas de ajonjolí negro para decorar

Salsa

- 2   cdas. de aminos
- 2   cdas. de agua
- 1   cda. de vinagre de arroz
- 2   cdas. de salsa de tomate
- 2   cdas. de azúcar de coco
- 1   cda. de jengibre rallado
- 1   cda. de salsa de chile

En una sartén a fuego medio rociar un poco de aceite en espray. Echar el ajo y dorar durante un par de minutos. Agregar las pechugas de pollo cortadas. Cocinar el pollo hasta que se dore por todos lados. Mientras tanto, combinar todos los ingredientes para la salsa en un cuenco.

Luego de que el pollo esté cocido, añadir los pimientos picados y las arvejas chinas, y cocer durante unos 3 minutos.

Verter lentamente la salsa y revolver con frecuencia con una espátula hasta lograr la consistencia deseada. Por último, añadir el merey y revolver. Decorar con el ajonjolí negro. ¡Buen provecho!

Tacos de pavo molido estilo proteína (sin carbohidratos)

- 5 oz de pechuga pavo molida
- 1 diente de ajo
- 2 cdas. de cebolla blanca picada
- 1 tomate rallado
- 6 cdas. de pico de gallo
- 3 hojas de lechuga

En una sartén antiadherente caliente rociar aceite en espray, verter la pechuga de pavo molida con el ajo, la cebolla picada, el tomate rallado, la sal y la pimienta, y cocinar por 20 minutos. Aparte poner las lechugas en un plato grande, rellenarlas con el pavo y por último agregar el pico de gallo por encima.

Salmón en salsa teriyaki

Salsa

- 2 cdas. de salsa de aminos
- 2 cdas. de vino blanco seco o sake
- 1 cda. de miel
- 1 cdta. de ajo picado
- 1 cdta. de jengibre picado

Salmón

1 (6 oz) de filete de salmón silvestre
  Aceite en espray
1 cdta. de semillas de sésamo tostadas unos minutos en una sartén caliente a fuego medio

En una cacerola pequeña, mezclar la salsa de aminos, el vino blanco, la miel, el ajo picado y el jengibre picado, batiendo para combinar. Calentar la mezcla a fuego medio, revolviendo con frecuencia, durante 3-4 minutos, hasta que espese. Retirar del calor.

Calentar el horno (en modo parrilla) alto. Cubrir una bandeja para hornear grande con papel de aluminio y rociar con aceite en espray. Colocar los trozos de salmón en el papel de aluminio y rociar ligeramente con aceite de oliva. Poner el salmón en la parte superior del horno (o lo más alejada del fuego). Asar durante 5-6 minutos, o hasta que esté opaco. Retirar los filetes de salmón en un plato de servir. Cubrir con la salsa teriyaki, espolvorear con semillas de sésamo y servir.

Chile con pollo

Condimentos

1 cdta. de comino molido
1 cdta. de pimentón (paprika)
1 cdta. de cilantro
1 cdta. de orégano seco
2 cdas. de chile en polvo
¼ cdta. de pimiento rojo triturado (*crushed red peppers*)
6 oz (½ taza) de pasta de tomate
2 cdas. de ajo picado
2 cdas. de agua

Chile

- 2 cdas. de aceite de oliva
- 1 cebolla grande picada (8 onzas)
- 2 pimientos medianos picados (10 oz total)
- 2 cdtas. de sal del Himalaya
- 24 oz de pechuga de pollo cocida y cortada en cuadritos
- 2 latas de tomates (15 oz) cortados en cuadritos sin escurrir
- 2 hojas de laurel
- ½ cdta. de pimienta negra
- 1-2 tazas de agua

En un tazón pequeño, con un tenedor, mezclar los ingredientes de condimentos hasta crear una pasta.

Calentar el aceite en una sartén grande, de fondo grueso a fuego medio-alto, aproximadamente 2 minutos. Añadir la cebolla, los pimientos, 1 cucharadita de la sal y cocinar, revolviendo ocasionalmente, hasta que los vegetales estén suaves, aproximadamente por unos 5 minutos.

Añadir el pollo y la mezcla de condimentos. Cocer, revolviendo, por un 1 minuto más.

Añadir los tomates, hojas de laurel, la sal restante y la pimienta negra. Agregar 1–2 tazas de agua hasta conseguir que el chile tenga una consistencia espesa.

Llevar a ebullición. Reducir el fuego a medio-bajo y cocinar a fuego lento, tapado, durante 20 minutos, revolviendo ocasionalmente.

Tartar de atún

- 1 filete de atún fresco
- ½ limón
- ½ lima
- ½ aguacate
- Sal marina
- Pimienta negra

Cilantro fresco
1   cdta. de aceite de oliva
Glaseado balsámico (vinagre balsámico + azúcar de coco)

Picar el cilantro y reservar. En un envase aparte combinar el vinagre balsámico con un poquito de azúcar de coco para formar el "glaseado balsámico". Reservar.

Cortar el filete de atún en cuadritos. Añadir el zumo de limón y la lima, el glaseado balsámico y el aceite de oliva. Revolver. Añadir el cilantro picado. Condimentar con la sal y pimienta. Revolver de nuevo.

Servir el tartar de atún sobre una base de aguacate picado. ¡Simplemente divino!

Pescado sobre base de guacamole y ensalada mixta con tomates

4   oz de pescado blanco
1   aguacate pequeño
1   taza de vegetales verdes
3   tomates cherry cortados por la mitad
3   rodajas de pimiento para decorar
Sal y pimienta
Pimentón (paprika)
Zumo de un limón

Condimentar el pescado blanco con un poco de sal, pimienta y pimentón mientras se calienta el horno a 350 °F. Cocinar el pescado al horno. Apartar.

Cortar el aguacate, remover la semilla y sacarle el relleno. Usando un tenedor, hacer un puré del relleno del aguacate. Echar el zumo de un limón por encima. Usar el guacamole como base y colocar el pescado encima. Servir con vegetales verdes, pimiento y tomates con vinagreta.

Vinagreta con miel y mostaza de Dijon

   3 cdas. de aceite de oliva

   1 cda. de vinagre blanco o de arroz

  ½ cdta. de mostaza de Dijon

      Sal y pimienta al gusto

Batir todos los ingredientes en un envase pequeño. Puede conservarse bien tapada en el refrigerador de 3 a 5 días. Si se separan los ingredientes, se deben batir bien hasta volver a emulsionar.

Pollo picante en salsa balsámica, con zanahorias rostizadas

   4 oz de pechuga de pollo sin hueso

   4 cdas. de vinagre balsámico

   1 cda. de ají en polvo

   1 cda. de miel

   1 cda. de cebollín finamente cortado

   1 cda. de jengibre finamente cortado

   1 zanahoria cortada en trozos gruesos

      Romero

      Pimienta negra

   1 cda. de semillas de ajonjolí negras

Sazonar el pollo con el ají y el jengibre. Agregar vinagre balsámico y miel, revolver bien.

En una sartén previamente rociada con aceite en espray, cocinar el pollo por 15 min. Añadir cebollín y cocinar por 2-3 minutos más. Retirar del fuego y rociar con semillas de ajonjolí.

Mientras se cocina el pollo, colocar los trozos de zanahoria en una bandeja para hornear. Sazonar con aceite de oliva, romero y pimienta negra. Cocinar por 20 minutos a 350 °F y servir con el pollo. ¡Buen provecho!

Ensalada de palmitos con atún

1   lata de atún en agua sin sal

4   palmitos

2   hojas de albahaca

1   aguacate

1   puñado de arúgula (o cualquier otra lechuga de temporada)

Cortar en trocitos los palmitos y el aguacate. Ponerlos en una vasija y agregar la arúgula y las hojas de albahaca picadas. Añadir el atún. Listo para disfrutar.

Ensalada de pollo estilo fajita

5   oz de pechuga de pollo cocinado a la parrilla

½   cebolla cortada en rodajas finas

½   pimiento rojo en rodajas finas

½   pimiento naranja en rodajas finas

½   pimiento verde en rodajas finas

2   tazas de espinacas

½   aguacate en rodajas finas

1   limón

En una sartén caliente con aceite en espray cocer por separado la cebolla, y todos los pimientos (separados por su color). Reservar. En un plato colocar una base de espinacas y servir todos los ingredientes en hileras. Exprimir el limón sobre los ingredientes y listo para disfrutar.

Pastel de pollo al horno y ensalada

5   oz de pechuga de pollo molida

1   diente de ajo triturado

1   huevo

2   cdas. de cebolla blanca finamente picada

Pizca de pimentón (paprika)

Sal y pimienta

Mezclar en un recipiente el pollo molido, el pimentón, la cebolla, el huevo, el ajo, la sal y pimienta. Precalentar el horno a 350 °F y rociar un molde de pastelillos con aceite en espray. Rellenar los huecos con la mezcla del pollo molido y hornear por 25 minutos. Acompañar con una ensalada con aderezo de aceite de oliva, limón, sal y pimienta.

Ensalada de pollo con calabacín

5 oz de pechuga de pollo cortadas en tiras
½ cebolla cortada en rodajas finas
1 calabacín cortado en tiras
1 pimiento verde cortado en rodajas
1 cda. de aceite de oliva
2 tazas de lechuga romana picada
1 tomate cortado en trozos
½ aguacate picado

Cocinar el calabacín, cebolla y el pollo a la parrilla hasta que estén bien cocidos. Servir una base de lechugas y poner encima el resto de los ingredientes, incluyendo la vinagreta de limón y cilantro, cuya receta sigue a continuación. ¡Listo para disfrutar!

Vinagreta de limón y cilantro

½ limón (zumo)
¼ taza de cilantro
2 cdas. de aceite de oliva
1 cda. de vinagre de vino tinto
1 diente de ajo
Sal y pimienta

Mezclar todos los ingredientes y servir.

Enrollado (*wrap*) de salmón ahumado

- 2 cdas. de yogur griego
- ½ cda. de eneldo
- ½ diente de ajo triturado
- ¼ cda. de pimienta negra
- ½ cdta. de jugo de limón
- 1 cda. de cebolla picada
- 3 oz de salmón ahumado
- 1 hoja de lechuga grande

Mezclar todos los ingredientes (excepto el salmón), untar la mezcla sobre la hoja de lechuga, agregar el salmón y enrollar. Acompañar con ensalada fresca, si se desea.

Sopa de pollo

- 4 oz de pechuga de pollo
- ½ palito de apio picado
- ½ pimiento verde picado
- ½ pimiento rojo picado
- ½ cebolla picada
- ½ zanahoria picada
- 1 cda. de pimentón (paprika)
- 2 tazas de agua

Poner todos los ingredientes en una olla y cocinar por 30 minutos a fuego medio. Condimentar con sal y pimienta. Listo para disfrutar.

Hamburguesas de atún acompañado de espárragos y aguacate

- 1 lata de atún en agua sin sal
- 1 cda. de cebolla blanca picada
- 1 cda. de pimiento rojo picado

1   manojo de espárragos cocidos al vapor
⅓ de taza de guacamole (ver p. 280)
1   huevo

En un recipiente mezclar el atún, el huevo, la cebolla, el pimiento, la sal y la pimienta. Armar las hamburguesas y cocinarlas a la plancha con aceite en espray por 20 minutos. Acompañar con el guacamole y los espárragos.

Pollo con vinagre balsámico y vegetales

4   oz de pechuga de pollo
10 espárragos cortados a la mitad
6   tomates cherry cortados a la mitad
    Vinagre balsámico
    Miel
    Sal y pimienta

Sazonar el pollo con el vinagre balsámico, la miel, sal y pimienta. Cocinar en una sartén antiadherente por 15 minutos. Transferir a un plato. Usando la misma sartén, cocinar los espárragos por 4 minutos. Servir en el mismo plato que el pollo y agregar los tomates cherry.

Pescado blanco con salteado de vegetales

4   oz de filete de pescado blanco
½ pimiento rojo tostado
½ cebolla blanca cortada
½ taza de brócoli asado
    Sal y pimienta
    Pimentón (paprika)
    Hojas de romero para decorar

Sazonar el pescado con sal, pimentón y pimienta. Cocinar en una cacerola hasta que esté dorada por ambos lados. Sofreír la cebolla y el pimiento durante 5 minutos. Servir con brócoli asado y decora con romero. ¡Buen provecho!

COMIDA 6: MERIENDAS DE LA NOCHE

Claras de huevo cocidas

    4   claras de huevo

Verter las 4 claras de huevo en una sartén caliente con un poco de aceite en espray. Cocinar por ambos lados hasta que la mezcla quede sólida.

Licuado de proteína

    1   medida (*scoop*) de proteína en polvo
    6   oz de agua

Echar los ingredientes en un vaso y mezclar.

ADEREZOS Y VINAGRETAS

Vinagreta de vinagre de arroz

    ½   taza de aceite de sésamo
    ½   taza de vinagre de arroz
    ¼   taza de salsa de soja o de aminos

Revolver todo. Ponerlo en un envase de cristal y listo. No necesita ser refrigerado.

Vinagreta básica de vino blanco

3 a 4 cdas. de aceite de oliva
1   cda. de vinagre de vino blanco
½ cdta. de mostaza de Dijon
2   cdas. de cebolla finamente picada
    Sal y pimienta al gusto

Batir todos los ingredientes en un cuenco o recipiente pequeño. Se puede conservar bien tapada en el refrigerador de 3 a 5 días. Si se separan los ingredientes, se deben batir bien hasta volver a emulsionar.

Vinagreta asiática

1   diente de ajo
1   cda. de salsa de soja o aminos
1   cda. de vinagre de arroz
3   cdas. de aceite de ajonjolí
    Sal y pimienta negra

En un mortero de madera o en una tabla picar bien el ajo. En un cuenco pequeño mezclar todos los ingredientes y listo para acompañar cualquier ensalada.

Aderezo de fresas

5   fresas
1   cda. de vinagre balsámico
3   cdas. de aceite de oliva
    Sal y pimienta negra

En la licuadora mezclar todos los ingredientes. Servir en un recipiente de vidrio pequeño y listo para acompañar cualquier ensalada.

Vinagreta con mostaza de Dijon y ajo

3   cdas. de aceite de oliva

1   cda. de vinagre de vino rojo o vinagre de *sherry*

½ cdta. de mostaza de Dijon

1   diente de ajo

2   cdas. de miel

Sal y pimienta al gusto

En un mortero de madera o en una tabla picar bien el ajo. En un cuenco pequeño mezclar todos los ingredientes y listo para acompañar cualquier ensalada.

Vinagreta de limón y cilantro

½ limón (zumo)

¼ taza de cilantro

2   cdas. de aceite de oliva

1   cda. de vinagre de vino tinto

1   diente de ajo

Sal y pimienta

Mezclar todos los ingredientes y servir.

OTRAS RECETAS DE ACOMPAÑANTES

Mantequilla de almendra casera

2   tazas de almendras crudas sin sal

Precalentar el horno a 350 °F. Esparcir las almendras en una bandeja de hornear y ponerla en el horno de 10-15 minutos hasta que se doren un poco. Retirar la bandeja del horno y poner las almendras en la licuadora a velocidad media. Licuar poco a poco con paciencia hasta obtener una mezcla cremosa. Servir en un recipiente de vidrio. No es necesario añadir ningún tipo de azúcar o colorantes. Una cucharada de mantequilla de almendra diaria es más que suficiente.

Crema de garbanzos (hummus)

- 2 tazas de garbanzos previamente cocinados (o de lata, sin sal)
- 2 dientes de ajo
- 2 limones verdes
  Sal marina al gusto
- 2 cdas. de aceite de oliva

Poner todos los ingredientes en un procesador de comida o licuadora. Revolver por unos minutos hasta que esté cremosa. Guardar la mezcla en un envase de vidrio. Poner en el refrigerador por un par de minutos y listo para disfrutar.

Guacamole

- 1 aguacate pequeño
- ¼ de cebolla morada picadita
- 1 tomate rojo picadito
- 1 limón
  Sal marina al gusto

En un plato hondo coloca el aguacate y tritúralo con un tenedor, agrega el jugo de limón, cebolla y tomate, sazona con sal y pimienta al gusto.

JUGOS VERDES

Desintoxícate y pierde peso

- 2 rodajas de piña
- 1 cda. de aceite de oliva
- 1 trozo de sábila (*aloe vera*)
- 1 manojo de perejil
- 1 vaso de agua

Mezclar todos los ingredientes en la licuadora y listo para disfrutar.

No más hinchazón abdominal

- 2 palitos de apio
- 2 rodajas de piña
- 1 manojo de menta (o yerbabuena)
- 1 pedacito de jengibre picado
- 1 vaso de agua

Mezclar todos los ingredientes en la licuadora y listo para disfrutar.

Jugo diurético e hidratante

- 1 manojo de espinaca
- ½ pepino en rodajas
- 2 palitos de apio
- 1 manzana verde cortada en trozos
- 1 limón (zumo)
- 1 cucharada de semillas de linaza
- 1 pedazo de jengibre

Mezclar todos los ingredientes en la licuadora y listo.

Limpia tu colon y elimina el estreñimiento

½ pepino picado

½ limón (zumo)

2 rodajas de piña

1 trozo de cristales de sábila (*aloe vera*)

1 cda. de semillas de chía

1 vaso de agua

Mezclar todos los ingredientes en la licuadora por un minuto y listo.

25

LOS GRANDES BENEFICIOS
DE HACER EJERCICIO

Todas sabemos que hacer ejercicio es beneficioso para nuestra salud. Esto es algo que nos han inculcado desde pequeñas. Creo que todas recordamos esas temidas clases de educación física en las que debíamos correr varias veces alrededor del campo.

Pero, ¿alguna vez te has preguntado seriamente por qué el ejercicio es tan beneficioso para ti? O ¿cómo influye en tu cuerpo, tu cerebro y tus habilidades?

Si no has pensado sobre este tema, es el momento de hacerlo.

El ejercicio tiene un sinfín de beneficios para nuestro cuerpo y mente, así que decidí compartir contigo sus beneficios más importantes para darte más motivos para ponerte los tenis y salir a ejercitarte.

- **Controlar el peso.** Este beneficio es algo obvio, ¿cierto? Hacer ejercicio regularmente te puede ayudar a bajar de peso o si ya estás en un peso saludable, te puede ayudar a mantenerlo. Esforzarte físicamente durante un entrenamiento hace que tu cuerpo queme calorías y mientras más calorías quemas, más grasa pierdes. Si estás comenzando a entrenar, recuerda tomártelo con calma e ir aumentando la intensidad y la duración de tus entrenamientos de acuerdo con tu nivel de resistencia. Tu cuerpo necesita tiempo para ajustarse y mejorar.

- **Aumentar la energía.** La actividad física garantiza la oxigenación de los tejidos y músculos, lo que eleva tu nivel energético. Hacer ejercicio con frecuencia puede mejorar tu sistema cardiovascular e incrementar tu resistencia, por lo que podrás entrenar por más tiempo y con más fuerza.

- **Mejorar tus habilidades físicas.** Ejercitarte regularmente fortalece tus músculos, incrementa tu flexibilidad, mejora tu postura y tu resistencia. Si bien estas mejoras físicas hacen que tu entrenamiento sea cada vez más fácil, también contribuirán positivamente a otros aspectos de tu vida, como subir sin problemas las escaleras del trabajo, jugar al aire libre con tus hijos o cualquier otra actividad física que tu día requiera.

- **Mejorar tu piel.** El ejercicio es fantástico para la piel clara. Cuando hacemos ejercicio, nos liberamos de adrenalina que no sólo eleva nuestro estado de ánimo, sino que además nos ayuda en la batalla contra la hormona del estrés cortisol, que puede causar mal de la piel. Hacer ejercicio estimula la circulación de la sangre, lo que ayuda a tener una piel con más elasticidad y brillo. Además, como el ejercicio eleva la temperatura corporal, hace que tus poros se dilaten. Esto permite que el sudor elimine los aceites y suciedad de tu rostro, disminuyendo el acné.

- **Ayudar a prevenir enfermedades.** Hacer ejercicio te puede ayudar a reducir la presión arterial, disminuir los triglicéridos y aumentar el nivel de colesterol bueno en la sangre. Todo esto mejorará tu salud cardíaca y te ayudará a prevenir enfermedades del corazón. Hacer ejercicio regularmente también te ayudará a evitar o reducir el riesgo de sufrir un accidente cerebrovascular, diabetes, depresión, ansiedad, demencia, artritis e incluso ciertos tipos de cáncer, como cáncer de seno y de colon. Otro grandioso beneficio del ejercicio es que puede reducir tu riesgo de morir a temprana edad hasta 30%.

- **Nos ayuda a eliminar toxinas.** No es secreto que el ejercicio nos hace sudar. De esta manera, nuestro cuerpo se refrigera a sí mismo al calentarse durante una sesión de ejercicios. Sudar le permite deshacerse de las toxinas que de otro modo quedarían bajo la superficie de nuestra piel y que al no ser liberadas podrían causar manchas en la piel.

- **Mejorar tu estado de ánimo.** ¿Te sientes triste? ¿Estresada por el trabajo? Con tan sólo unos minutos de ejercicio intenso podrás mejorar tu estado de ánimo y eliminar el estrés. Cuando hacemos ejercicio, nuestro cuerpo libera endorfinas y estimula otras sustancias químicas en nuestro cerebro que te pueden ayudar a relajarte y a sentirte más feliz. El ejercicio es una manera natural de combatir la ansiedad, la depresión y otros problemas mentales.

- **Mejorar el sueño.** Cuando haces ejercicio, te cansas. Esto te puede ayudar a dormirte más rápido, y hasta te puede ayudar a dormir profundamente. Lo que sí debes cuidar es no hacer ejercicio poco antes de irte a dormir, ya que también te llena de energía, lo que puede impedir que te duermas a la hora que deseas. Los beneficios del ejercicio son muchos. Aun cuando tu objetivo no sea adelgazar, un poco de ejercicio diario es vital para la buena salud en general. Trata de hacer al menos 30 minutos de ejercicio moderado al día, para mantenerte motivada llama a un amigo para que se ejercite contigo. Haz de tus ejercicios una rutina divertida como pasear a tu mascota, salir a caminar o trotar con tu familia o hacer deporte con tu pareja, como jugar tenis.

5 MITOS (Y VERDADES) SOBRE HACER EJERCICIO

Algo de lo que me he dado cuenta durante mi experiencia de la vida *fit* es que hay varios mitos y mala información respecto a hacer ejercicio. Éstos evitan que mucha gente logre alcanzar los mejores resultados y a la vez son la razón por la que muchos deciden no ejercitarse.

Es posible que hasta tú misma sientas que has sudado la gota gorda en el gimnasio, pero no ves resultados. Lo más probable es que hayas sido víctima de un mal consejo y no te estés ejercitando correctamente.

Por eso quiero derrumbar todos esos mitos que giran en torno a hacer ejercicio para que no sólo te animes a ponerte los tenis, sino que además te ejercites con eficacia.

MITO #1: NECESITAS PASAR HORAS Y HORAS HACIENDO EJER- CICIO PARA VERTE PERDER PESO. Un concepto erróneo que mucha gente cree. No es cuestión de pasar horas y horas en la trotadora, es cuestión de ejercitarse con inteligencia.

Todas tenemos una amiga a quien hemos escuchado decir algo como "no tengo tiempo para hacer ejercicio". Todas somos mujeres trabajadoras, madres e incluso estudiantes con muchas responsabilidades, pero para ejercitarte no necesitas mucho tiempo.

Sea una rutina corta o larga, lo importante es mantenernos activas y darle prioridad a nuestra salud. Así como nos preocupamos por bañarnos, comer y dormir, de igual manera es importante que incorporemos a nuestra dinámica diaria una rutina de ejercicios.

Pero, entonces, ¿qué puedes hacer si no dispones de mucho tiempo? ¡Sencillo! Algo que muchas mujeres no saben es que hay rutinas tan cortas como 8 minutos que pueden quemar la misma cantidad de calorías que las que quemarías en una hora en la trotadora.

Una buena manera de ejercitarte rápida y efectivamente es hacer rutinas de HITT. Estas siglas en ingles significan *High Intensity Interval Training*, lo que se traduce como "entrenamiento de intervalos de alta intensidad". Este tipo de entrenamiento consiste en una serie corta de ejercicios de alta intensidad que se repiten uno detrás del otro dejando un pequeño descanso entre cada rutina. Repites la serie 3 veces y listo. Así que olvídate de las excusas y regálate 8 minutos a ti y a tu salud. Tu cuerpo te lo agradecerá.

MITO #2: HACER MILES DE ABDOMINALES ES LA CLAVE PARA TENER UN VIENTRE PLANO. Pese a que ya te hablé en profundidad de este tema en el capítulo sobre el abdomen plano, quiero volver a hacer énfasis en esto, ya que es un malentendido que mucha gente tiene.

Aunque los abdominales son el ejercicio más característico para tener un vientre plano, si no comes saludablemente nunca vas a conseguir tener un abdomen plano. Los llamados "cuadritos" se hacen en la cocina. Claro, es importante hacer ejercicios que trabajen el abdomen y el tronco, pero tienen que venir de la mano de una buena alimentación, ligera y saludable, para eliminar esa grasa abdominal.

Algo muy importante a la hora de hacer abdominales es asegurarte de hacerlos de la forma apropiada para evitar lastimarte la columna vertebral. No te estanques haciendo miles y miles de abdominales. Asegúrate de incluir otro tipo de ejercicios que trabajen los demás músculos de esa área, como la plancha, giros rusos, etcétera.

MITO #3: SUDAR MÁS SIGNIFICA QUE QUEMAS MÁS CALORÍAS. ¿Sudaste más de lo habitual después de hacer ejercicio? Eso no quiere decir que quemaste más calorías.

El sudor es una respuesta biológica que enfría la piel y regula la temperatura corporal interna. Hay varias razones por las que algunas personas sudan más que otras. Por ejemplo, las mujeres estamos diseñadas físicamente para sudar menos que los hombres. Pese que la misma cantidad de glándulas sudoríparas pueden ser activadas, las mujeres producen menos sudor en cada glándula.

Nuestro nivel de actividad física también determina cuánto sudamos. Las personas que están más en forma sudan más eficientemente en sus entrenamientos. Es decir, sudan más hacia el inicio, ya que pueden mantener la temperatura corporal más baja. Por otro lado, una persona sedentaria trabajando con la misma intensidad se calentará mucho más rápido y posiblemente sudará más.

MITO #4: CORRER ES MALO PARA TUS RODILLAS. Mucha gente no corre porque cree que correr (o inclusive trotar) es malo para las rodillas.

Un estudio de la Universidad de Stanford descubrió que las rodillas de los corredores de más edad (en otras palabras, corredores de años) no eran menos saludables que las rodillas de las personas que no corrían.

Una razón probable por la que mucha gente sufre de lesiones en las rodillas al correr es porque simplemente no están corriendo de manera apropiada. Esto ocurre cuando no balanceas correctamente el cuerpo y pones presión en tu cuerpo. Sea cual sea la razón, recuerda consultar a tu médico si sientes alguna incomodidad al correr.

Una buena alternativa para evitar sufrir problemas en las rodillas es incorporar entrenamientos de cuerpo completo por lo menos 2 veces a la semana para trabajar las rodillas.

MITO #5: TIENES QUE EJERCITARTE TODOS LOS DÍAS. Mantenernos activos es importante pero también es primordial organizar nuestros descansos. El cuerpo necesita tiempo para recuperarse, especialmente después de una dura sesión de ejercicios.

Trabajar los músculos en exceso sólo hará que no se recuperen correctamente, lo que impedirá que crezcan o funcionen apropiadamente.

Igualmente, si vas a hacer entrenamiento de pesas, asegúrate de alternar las partes de tu cuerpo que estás ejercitando para evitar lesionarte o trabajar los músculos en exceso.

26

PLAN DE EJERCICIOS DEL PROGRAMA
DE GORDITA A MAMACITA

Para ayudarte en tu camino hacia una vida saludable y feliz quiero compartir contigo tres fabulosas rutinas para quemar la misma cantidad de calorías que quemarías en una hora en la trotadora.

Estas rutinas son muy sencillas, rápidas y no necesitan ningún tipo de equipo, así que las puedes hacer en casa, en el parque, en la playa o donde gustes... ¡No hay excusas!

REPITE CADA EJERCICIO POR 30 SEGUNDOS

DESCANSA POR 30 SEGUNDOS

REPITE LA SERIE 4 VECES

TOTAL: 8 MINUTOS

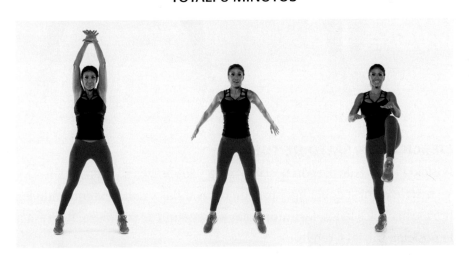

RUTINA 1

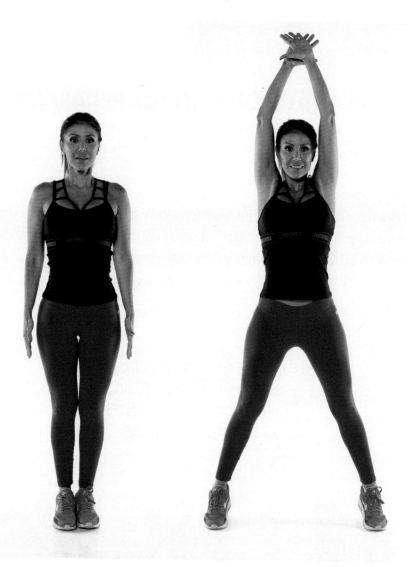

EJERCICIO 1 – SALTO DE TIJERAS

Posición inicial: de pie con postura recta y los brazos a los costados.

Instrucciones: dobla ligeramente tus rodillas y salta extendiendo los brazos hacia los lados, levantándolos por encima de la cabeza. Regresa a la posición inicial y repite.

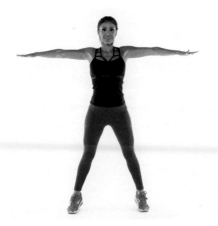
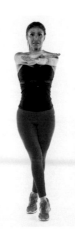

EJERCICIO 2 - SALTO CRUZANDO PIERNAS Y BRAZOS

Posición inicial: de pie con postura recta, las piernas abiertas hacia los lados y brazos estirados hacia los lados.

Instrucciones: doblando ligeramente las rodillas, brinca cruzando las piernas en posición contraria mientras que al mismo tiempo cruzas los brazos estirados. Regresa a la posición inicial y repite.

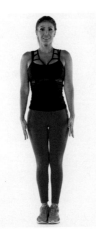
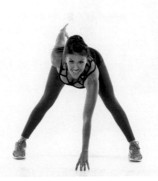

EJERCICIO 3 – SALTO TOCANDO EL PISO CON UNA MANO

Posición inicial: de pie con postura recta y brazos a los costados.

Instrucciones: con las rodillas flexionadas, brinca abriendo las piernas, mientras que al mismo tiempo flexionas el torso hacia al frente tocando el piso con una mano. Regresa a la posición inicial y repite con la otra mano.

RUTINA 2

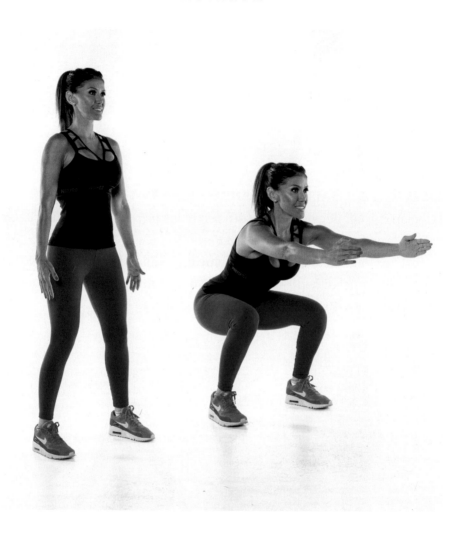

EJERCICIO 1 – SENTADILLA

Posición inicial: de pie con postura recta, los brazos a los costados y las piernas ligeramente separadas.

Instrucciones: doblando las rodillas y colocando el peso del cuerpo sobre los talones, agáchate llevando los glúteos ligeramente hacia atrás. Extiende los brazos hacia el frente para conservar el equilibrio. Regresa a la posición inicial y repite.

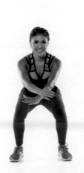
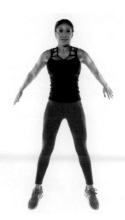

EJERCICIO 2 – SENTADILLA CON SALTO

Posición inicial: de pie con postura recta, los brazos a los costados y las piernas ligeramente separadas.

Instrucciones: doblando las rodillas y colocando el peso del cuerpo sobre los talones, agáchate llevando los glúteos ligeramente hacia atrás. Extiende los brazos hacia el frente para conservar el equilibrio. Una vez completada la sentadilla brinca usando los brazos como impulso. Repite.

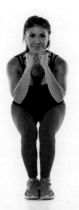
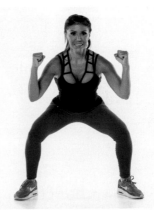

EJERCICIO 3 – SENTADILLAS ESTACIONARIAS ABRIENDO Y CERRANDO PIERNAS Y BRAZOS

Posición inicial: en posición de sentadilla con las rodillas flexionadas y los brazos hacia el frente.

Instrucciones: conservando la posición del torso, salta abriendo las piernas y brazos simultáneamente. Regresa a la posición inicial rápidamente y repite.

RUTINA 3

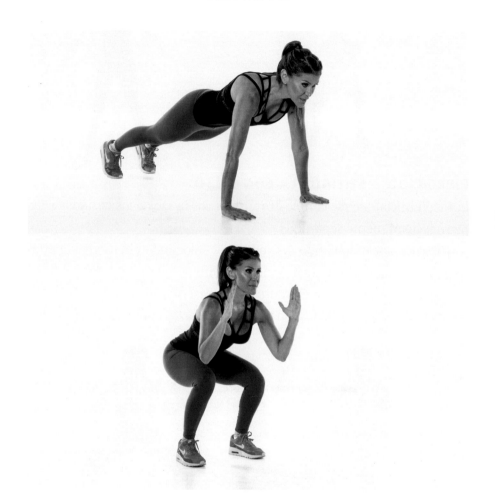

EJERCICIO 1 – *BURPEE*

Posición inicial: comenzar en posición de plancha.

Instrucciones: flexiona las rodillas y salta hacia arriba usando tus piernas y brazos para llegar lo más alto posible. Apoya ambas manos de nuevo en el suelo y vuelve a la posición de la plancha. Repite.

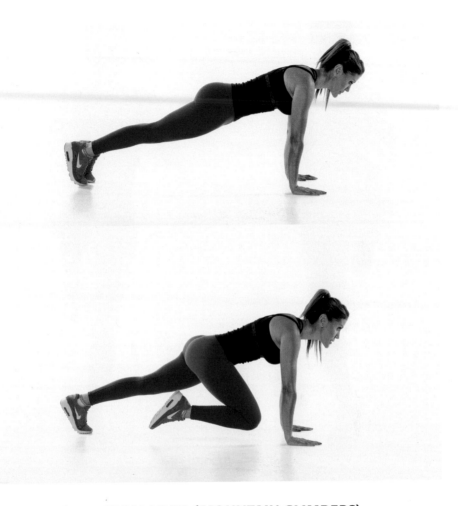

EJERCICIO 2 – ESCALADOR (*MOUNTAIN CLIMBERS*)

Posición inicial: las manos en el suelo separadas el ancho de los hombros, con los codos rectos. Las piernas estiradas apoyando las puntas de los pies en el suelo.

Instrucciones: mantén la parte superior del cuerpo en la misma posición mientras que alternas una rodilla a la vez hacia el pecho haciendo un movimiento similar a como si estuvieras escalando. Alterna las rodillas y repite.

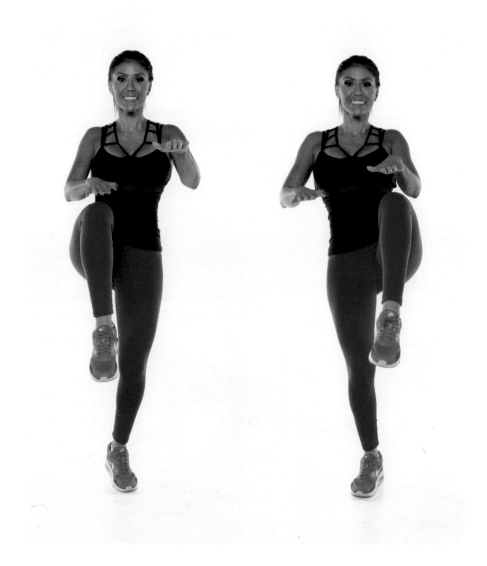

EJERCICIO 3 – RODILLAS AL FRENTE

Posición inicial: de pie con postura recta y los brazos extendidos hacia el frente.

Instrucciones: eleva la rodilla derecha hacia el pecho lo más alto posible (intentando tocar los brazos extendidos). Regresa a la posición inicial y haz lo mismo con la pierna izquierda. Repite alternando las piernas.

ANTES DE DESPEDIRME...

Bueno, has llegado hasta la última página y espero que no te sientas igual que al momento de comenzar a leer este libro. Sé que hay mucha información y obviamente no podrás recordarla entera. Pero, como hice con mi libro *Al rescate de tu nuevo yo*, quisiera que éste se convierta en una ayuda permanente, una guía que tengas a mano para consultarla cuando pienses en qué llevarte a la boca.

Como escribí al inicio de estas páginas, cada día tomamos decenas de decisiones sobre todo orden de cosas. Y cada una tiene consecuencias, unas más favorables que otras. Sin embargo, cuando se trata de nutrición, esas decisiones van mucho más allá de nuestras curvas y la balanza. Repercuten en nuestro estado de ánimo, nuestras hormonas, nuestra piel, nuestros órganos internos, huesos, músculos, cabello, uñas, etc. ¡En todo nuestro organismo, nuestro temperamento y toda nuestra salud! Somos el reflejo de todo aquello que consumimos. Por esta razón, la alimentación consciente es vital si queremos una mejor calidad de vida integral.

Seguramente habrá días en que no tomarás la mejor decisión y puede que caigas en la tentación de un dulce, alguna fritura o un pedazo de pastel. Está bien, acepta la derrota; no significa que perdiste la batalla o debas tirar la toalla. Mañana hay una nueva oportunidad de retomar tu nuevo estilo de vida.

Mi propósito es estar contigo en esta tarea diaria de aprender a escoger lo mejor para ti y para tu familia. Pero sobre todo quiero acompañarte e inspirarte. Compartir herramientas y mis experiencias con decenas de mujeres hermosas como tú. Recordarte permanentemente que no estás sola en esta batalla, que estoy aquí para entender tus caídas y darte una mano para volver a intentarlo.

Búscame en mis redes sociales (que comparto en la siguiente página) y en mi canal en YouTube y cuéntame tu historia. Juntas, con voluntad, disciplina, información, constancia y perseverancia, lograremos ese cambio interno y externo que permitirá aflorar a esa mujer hermosa que llevas dentro y permanecer en el tiempo.

¡Dios te bendiga!
Tu amiga,
Ingrid Macher

SOBRE LA AUTORA

Ingrid Macher es comunicadora social, experta en nutrición holística, entrenadora personal certificada, *Master Coach* en programación neurolingüística (NPL), conferencista internacional, personalidad de radio y televisión, empresaria y autora. Además, es creadora de un sistema divertido, efectivo y práctico para perder peso, que permite eliminar 50 libras en 90 días.

Tres veces campeona de *bikini fitness*, a la par de ser madre, esposa y una profesional destacada en su campo, Macher es un fenómeno en las redes sociales, con millones de seguidores que la han convertido en una de las hispanas más influyentes en materia de nutrición y vida saludable en Estados Unidos.

Autora de *Al rescate de tu nuevo yo*, ha sido reconocida con el premio a la excelencia otorgado por YouTube, por su canal Quemando y gozando. Casi 80 millones de personas ven sus publicaciones cada semana y más de 12 millones interactúan a través de éstas.

Su misión es transmitir mensajes con poderosos consejos para encontrar la inspiración y tomar los pasos necesarios hacia un cambio de vida saludable con resultados que perduren.

f **O** **y** adelgaza20   YouTube: Quemando y gozando
www.adelgaza20.com   Línea de productos IM: www.imfitgirl.com

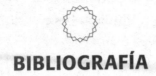

BIBLIOGRAFÍA

CAPÍTULO 1. ¿CÓMO VENCER LA CULTURA DEL FRITO?

American Heart Association. *Know Your Fats*. 2016.
<http://www.heart.org/HEARTORG/Conditions/Cholesterol/
PreventionTreatmentofHighCholesterol/Know-Your-Fats_
UCM_305628_Article.jsp#.V6n5yPkrKUk>.

Center for Young Women's Health. *El colesterol y las grasa*. 2015.
<http://youngwomenshealth.org/2001/07/18/el-colesterol-y-
las-grasas>.

FamilyDoctor. *Grasa en la dieta: qué es bueno y qué es malo*. 2010.
<http://es.familydoctor.org/familydoctor/es/prevention-wellness/
food-nutrition/nutrients/dietary-fats-whats-good-and-whats-bad.
html>.

Gastelu, D. y Hatfield, F. *Sports Nutrition*. Carpinteria, International
Sports Sciences Association, 2013.

CAPÍTULO 2. CUIDADO: DIETA PARA DEPORTISTAS NO ES IGUAL QUE UN
PLAN ALIMENTICIO SALUDABLE

Gastelu, D. y Hatfield, F. *Sports Nutrition*. Carpinteria, International
Sports Sciences Association, 2013.

Capítulo 3. ¿Y ahora qué? Cómo mantenerte delgada después de haber bajado de peso

Fulghum Bruce, D. *10 Ways to Move Beyond a Weight Loss Plateau.*
<http://www.webmd.com/diet/obesity/features/10-ways-to-move-beyond-a-weight-loss-plateau#1>.

Gastelu, D. y Hatfield, F. *Sports Nutrition.* Carpinteria, International Sports Sciences Association, 2013.

Capítulo 4. Engaña a tu mente para no comer en exceso

20 Minutos. *Los beneficios de comer manzana, la "fruta milagro".*
<http://www.20minutos.es/noticia/1021847/0/manzana/beneficios/milagro>.

Flood-Obbagy, J. y Rolls, B. *The Effect of Fruit in Different Forms on Energy Intake and Satiety at a Meal.* US National Library of Medicine, National Institutes of Health, 2009.
<https://www.ncbi.nlm.nih.gov/pmc/articles/PMC2664987>.

Joelving, F. *Lard Lesson: Why Fat Lubricates Your Appetite.* Scientific American, 2009.
<https://www.scientificamerican.com/article/lard-lesson-why-fat-lubri>.

Mercola, J. *Breakthrough Updates You Need to Know on Vitamin D.* Mercola, 2002.
<http://articles.mercola.com/sites/articles/archive/2002/02/23/vitamin-d-part-five.aspx>.

Miller, C. *How Long Does It Take Your Brain to Register That the Stomach Is Full?* 2013.
<http://www.livestrong.com/article/480254-how-long-does-it-take-your-brain-to-register-that-the-stomach-is-full>.

Yang, Q. *Gain Weight by "Going Diet?" Artificial Sweeteners and the Neurobiology of Sugar Cravings.* Yale Journal de Biology and Medicine, 2010.
<https://www.ncbi.nlm.nih.gov/pmc/articles/PMC2892765>.

Capítulo 5. Hipotiroidismo... el traicionero y silencioso mal

Cruz Martínez, A. *Son frecuentes en México los trastornos de la tiroides, sostiene especialista.* La Jornada, 2013.
<http://www.jornada.unam.mx/2013/08/03/politica/009n2pol>.

Grunewald, J. *Fire Your Thyroid.* eBook, 2011.

WebMD. *Foods That Help or Hurt Your Thyroid.* 2016.
<http://www.webmd.com/women/ss/slideshow-foods-thyroid>.

Kharrazian, D. *Why Do I Still Have Thyroid Symptoms? When My Lab Tests Are Normal.* Elephant Press LP, Carlsbad, CA, 2010.

Ocampo, D. *Lo que usted debe saber sobre la tiroides.* Vanguardia, 2016.
<http://www.vanguardia.com/entretenimiento/salud/361147-lo-que-usted-debe-saber-sobre-la-tiroides>.

Taubes, G. *Good Calories, Bad Calories: Challenging the Conventional Wisdom on Diet, Weight Control, and Disease.* Alfred A. Knopf, New York, 2007.

Taubes, G. *Why We Get Fat and What to Do About It.* Alfred A. Knopf, New York, 2011.

Capítulo 6. Dieta *Gluten Free*: ¿funciona para todos?

Anderson, J. *If Gluten Sensitivity Is Real, How Many People Actually Have It?* VeryWell, 2016.
<https://www.verywell.com/how-many-people-have-gluten-sensitivity-562965>.

Anderson, J. *Investigación sobre sensibilidad al gluten no celíaca.* NutriWhite Dietas, 2013.
<http://www.nutriwhitedietas.com/2014/02/14/investigacion-sobre-sensibilidad-al-gluten-no-celiaca/>

Bai, J. C., et al. *Enfermedad celíaca.* Guías Mundiales de la Organización Mundial de Gastroenterología, 2012.
<http://www.worldgastroenterology.org/UserFiles/file/guidelines/celiac-disease-spanish-2013.pdf

Ivorra, T., Giner, R., y Bixquert Jiménez, M. *Enfermedad celíaca del adulto.* Revista de la Sociedad Valenciana de Patología Digestiva, 2001.

Araujo, V. *Sensibilidad al gluten... ¿sin enfermedad celíaca?* Blog Noticias sin gluten, 2011.
<http://noticiassingluten.blogspot.com/2011/04/sensibilidad-al-gluten-sin-enfermedad.html>.

Harris, P. *Enfermedad celíaca en la niñez: Un rival llamado gluten.* Revista de Salud UC, 2014.
<http://redsalud.uc.cl/ucchristus/MS/RevistaSaludUC/GuiaPediatrica/enfermedad_celiaca.act>.

Celiac Disease Center. *Celiac Disease Facts and Figures.* The University of Chicago Medicine.
<https://www.cureceliacdisease.org/wp-content/uploads/341_CDCFactSheets8_FactsFigures.pdf>.

Upton, J. *Think You're Sensitive to Gluten? Think Again.* USNews, 2015.
<http://health.usnews.com/health-news/blogs/eat-run/2015/06/11/think-youre-sensitive-to-gluten-think-again>.

Capítulo 7. Fatiga adrenal: un túnel, ¡pero con salida!

Hammond, C. ¿Realmente mudarse es lo más estresante después de la muerte? BBC Mundo, 2014.
<http://www.bbc.com/mundo/noticias/2014/07/140710_vert_fut_mitos_medicos_realmente_mudarse_finde_dv>.

Nippoldt, T. *Adrenal Fatigue: What Causes It?* Mayo Clinic, 2014.
<http://www.mayoclinic.org/diseases-conditions/addisons-disease/expert-answers/adrenal-fatigue/faq-20057906>.

Wilson, J. L. y Wright, J. V. *Adrenal Fatigue: The 21st Century Stress Syndrome.* Smart Publications, 2006.

Capítulo 8. ¿Adicta a los dulces y a la comida?: cómo decirle adiós a la ansiedad

Gastelu, D. y Hatfield, F. *Sports Nutrition*. Carpinteria, International Sports Sciences Association, 2013.

Orenstein, B. *10 Ways to Fend Off Food Cravings*. Everyday Health, 2012. <http://www.everydayhealth.com/diet-and-nutrition-pictures/ways-to-fend-off-food-cravings.aspx>.

Shea, M. *The Sneaky Cause of Your Sugar Cravings*. Yahoo!, 2014. <https://www.yahoo.com/beauty/the-sneaky-cause-of-your-sugar-cravings-101687936907.html>.

Tedesco, L. *5 Signs You Should Be Eating More Protein*. Women's Health, 2014. <http://www.womenshealthmag.com/food/protein-deficiency- signs>.

Capítulo 9. ¿Hambre por las noches?: alimentos que espantan tus antojos

Douillard, J. *Protein Deficiency: The Hidden Signs*. LifeSpa, 2016. <http://lifespa.com/protein-deficiency-the-hidden-signs>.

Gastelu, D. y Hatfield, F. *Sports Nutrition*. Carpinteria, International Sports Sciences Association, 2013.

New Hampshire Department of Health and Human Services. *How Much Sugar Do You Eat? You May Be Surprised!* 2014. <http://www.dhhs.nh.gov/dphs/nhp/documents/sugar.pdf>.

Orenstein, B. *10 Ways to Fend Off Food Cravings*. Everyday Health, 2012. <http://www.everydayhealth.com/diet-and-nutrition-pictures/ways-to-fend-off-food-cravings.aspx>.

Shea, M. *The Sneaky Cause of Your Sugar Cravings*. Yahoo!, 2014. <https://www.yahoo.com/beauty/the-sneaky-cause-of-your-sugar-cravings-101687936907.html>.

Capítulo 10. El azúcar: 8 veces más adictiva que la cocaína

Christian Broadcasting Network. *Most Added Sugar We Consume Comes From Food*. CBN, 2016.
<http://www1.cbn.com/healthyliving-12>.

Gastelu, D. y Hatfield, F. *Sports Nutrition*. Carpinteria, International Sports Sciences Association, 2013.

New Hampshire Department of Health and Human Services. *How Much Sugar Do You Eat? You May Be Surprised!* 2014.
<http://www.dhhs.nh.gov/dphs/nhp/documents/sugar.pdf>.

Sanfilippo, D. *The 21 Day Sugar Detox: Bust Sugar & Carb Cravings Naturally*. Victory Belt Publishing, 2013.

Cohen, J. *32 Ways to Stimulate Your Vagus Nerve (and All You Need to Know about It)*. Blog Selfhacked, 2015.
<https://selfhacked.com/2015/07/30/28-ways-to-stimulate-your-vagus-nerve-and-all-you-need-to-know-about-it>.

Shea, M. *The Sneaky Cause of Your Sugar Cravings*. Yahoo!, 2014.
<https://www.yahoo.com/beauty/the-sneaky-cause-of-your-sugar-cravings-101687936907.html>.

Bergland, C. *Vagus Nerve Stimulation Dramatically Reduces Inflammation*. Psychology Today, 2016.
<https://www.psychologytoday.com/blog/the-athletes-way/201607/vagus-nerve-stimulation-dramatically-reduces-inflammation>.

Schwartz, A. *Natural Vagus Nerve Stimulation-Dr*. 2015.
<http://drarielleschwartz.com/natural-vagus-nerve-stimulation-dr-arielle-schwartz>.

Capítulo 11. Cándida, el hongo más temido

Crook, W. The *Effects of Candida On Mental Health*. Safe Harbor.
<http://www.alternativementalhealth.com/the-effects-of-candida-on-mental-health-by-william-crook-m-d/>.

Food Matters. *How to Overcome Candida Naturally.* 2010.
<http://www.foodmatters.com/article/how-to-overcome-candida-naturally>.

Medica salud. *Depresión, ansiedad y ataques de pánico.*
<http://www.medicasalud.com/22517698c60b6722c/0000009db c02ae238.html>.

CAPÍTULO 12. DESINTOXICA TU HÍGADO Y PIERDE PESO CON ESTAS BEBIDAS NOCTURNAS

Gastelu, D. y Hatfield, F. *Sports Nutrition.* Carpinteria, International Sports Sciences Association, 2013.

Healthy Healing. *Importance of Liver Cleansing.*
<http://www.healthyhealing.com/dr-lindas-blog/importance-of-liver-cleansing>.

Cuéllar, T. *8 bebidas nocturnas para desintoxicar hígado y quemar grasas.* Vida lúcida.
<http://www.lavidalucida.com/8-bebidas-nocturnas-para-desintoxicar-higado-y-quemar-grasas.html>.

Southern Botanicals Herbals & Nutrition. *Your Guide to Liver Cleansing Part 1: How Does Your Liver Function to Cleanse and Detox Naturally?*
<http://healthfree.com/guide-to-liver-cleansing-detox-1.html>.

Thiessen, T. *The Connection between Sleep and the Liver.* Naturmend, 2013.
<https://www.naturmend.com/blog/2013/04/09/the-connection-between-sleep-and-the-liver/>.

CAPÍTULO 13. 13 ALIMENTOS "SALUDABLES" QUE TE ESTÁN ENGORDANDO

Mercola, J. *6 Gross Side Effects of Chewing Gum.* Mercola, 2014.
<http://articles.mercola.com/sites/articles/archive/2014/02/03/6-chewing-gum-side-effects.aspx>.

Empowered Sustenance. *5 Reasons to Avoid Almond Flour.*
<http://empoweredsustenance.com/avoid-almond-flour/>.

Erlandsen, R. *10 Unhealthy Foods You Think are Healthy.* Listverse, 2012.
<http://listverse.com/2012/05/18/10-unhealthy-foods-you-think-are-healthy/>.

Hari, V. *This Childhood Favorite Has A Warning Label In Europe – Why Not Here?* Food babe. 2016.
<http://foodbabe.com/2014/05/21/this-childhood-favorite-has-a-warning-label-in-europe-why-not-here/>.

Gastelu, D. y Hatfield, F. *Sports Nutrition.* Carpinteria, International Sports Sciences Association, 2013.

Komatsu, T. et al. *Oolong Tea Increases Energy Metabolism in Japanese Females.* J Med Invest, 2003.
<https://www.ncbi.nlm.nih.gov/pubmed/13678386>.

Geertsen, L. *5 Reasons to Avoid Almond Flour.* Empowered Sustenance, 2013.
<http://empoweredsustenance.com/avoid-almond-flour>.

Phares, E. *Straight Talk about Soy.* Harvard T.H. Chan, 2014.
<https://www.hsph.harvard.edu/nutritionsource/2014/02/12/straight-talk-about-soy>.

Mercola, J. *The Health Dangers of Soy.* Huffington Post, 2012.
<http://www.huffingtonpost.com/dr-mercola/soy-health_b_1822466.html>.

Pope, S. *170 Scientific Studies Confirm The Dangers of Soy.* The healthy home economist.
<http://www.thehealthyhomeeconomist.com/170-scientific-reasons-to-lose-the-soy-in-your-diet/>.

Rope, K. *7 Secretly Unhealthy Foods.* Real Simple.
<http://www.realsimple.com/health/nutrition-diet/healthy-eating/secretly-unhealthy-foods>.

Capítulo 14. Despejando mitos... ¿Frutas o jugos de frutas?

Caicedo, K. *Naranja y zanahoria ¿Una mezcla peligrosa?* Telemetro, 2010.
<http://www.telemetro.com/insolito/Naranja-zanahoria-mezcla-peligrosa_0_245675464.html>.

Gastelu, D. y Hatfield, F. *Sports Nutrition.* Carpinteria, International Sports Sciences Association, 2013.

Martín, G. *Cómo hacer licuados correctamente para mejorar tu salud.* Salud Estratégica, 2014.
<http://www.saludestrategica.com/como-hacer-licuados-correctamente>.

Mora, D. *Contra la diabetes, fruta en lugar de zumo.* Nutrición y salud en línea, 2013.
<http://nutricionysalud-enlinea.blogspot.com/2013_08_01_archive.html>.

Corleone, J. Should Fruits & Vegetables Be Mixed Together? LiveStrong, 2015.
<http://www.livestrong.com/article/444046-should-fruits-vegetables-be-mixed-together>.

Koff, A., *Should I Mix Fruits And Veggies In My Smoothie?* Prevention, 2013.
<http://www.prevention.com/food/healthy-eating-tips/nutrition-advice-should-i-mix-fruits-and-veggies-my-smoothie>.

Shelton, H. M. *Fruit Eating.* Raw Food Explained.
<http://www.rawfoodexplained.com/the-human-dietetic-character-part-ii/fruit-eating.html>.

Capítulo 15. Jugos verdes: la esperanza de bajar de peso bebiéndolos

Caicedo, K. *Naranja y zanahoria ¿Una mezcla peligrosa?* Telemetro
<http://www.telemetro.com/insolito/Naranja-zanahoria-mezcla-peligrosa_0_245675464.html>.

Gastelu, D. y Hatfield, F. *Sports Nutrition.* Carpinteria, International Sports Sciences Association, 2013.

Martín, G. *Cómo hacer licuados correctamente para mejorar tu salud.* Salud Estratégica, 2014.
<http://www.saludestrategica.com/como-hacer-licuados-correctamente/>.

Mora, D. *Contra la diabetes, fruta en lugar de zumo.* Nutrición y salud en línea, 2013.
<http://nutricionysalud-enlinea.blogspot.com/2013_08_01_archive.html>.

Smellie, A. *Is Juicing Making You Fat? Not to Mention Rotting Your Teeth and Starving Your Body of Nutrients! Why the New Fad Might not Be so Healthy after All.* Daily Mail, 2015.
<http://www.dailymail.co.uk/health/article-2912353/Is-juicing-making-fat-Not-mention-rotting-teeth-starving-body-nutrients-new-fad-not-healthy-all.html>.

Shelton, H. M. *Fruit Eating.* Raw Food Explained.
<http://www.rawfoodexplained.com/the-human-dietetic-character-part-ii/fruit-eating.html>.

Capítulo 16. El mito de la leche de vaca: ¿beneficia a nuestro cuerpo?

Bermúdez, J. *30 razones para no tomar leche.*
<http://drjoseignaciobermudez.jimdo.com/temas-de-salud/30-razones-para-no-tomar-leche/>.

Goldschmidt, V. *Debunking the Milk Myth: Why Milk Is Bad for You and Your Bones.* Save Institute.
<http://saveourbones.com/osteoporosis-milk-myth/>.

Macher, I. *¿La leche de vaca beneficia nuestro cuerpo?* Adelgaza20.
<http://adelgaza20.com/1994/la-leche-de-vaca-beneficia-nuestro-cuerpo/>.

Mayo Clinic, *Lactose Intolerance.*
<http://www.mayoclinic.org/diseases-conditions/lactose-intolerance/basics/definition/con-20027906>.

WebMD. *Vitamin D.*
<http://www.webmd.com/vitamins-supplements/ingredientmono -929-vitamin%20d.aspx?activeIngredientId=929&activeIngredient Name=vitamin%20d>.

National Osteoporosis Foundation South Africa. *Dairy – Good or Bad for Your Bones?*
<http://osteoporosis.org.za/general/downloads/dairy.pdf>.

CAPÍTULO 17. LA PROTEÍNA DE SOJA Y EL DRAMA DEL GMO

Gastelu, D. y Hatfield, F. *Sports Nutrition.* Carpinteria, International Sports Sciences Association, 2013.

Center for Grassroots Oversight. *Context of '1996-1998: Monsanto Buys Several Seed Companies'.* History Commons.
<http://www.historycommons.org/context.jsp?item=gm-2>.

Hymowitz, T. y Harlan J. *Introduction of Soybean to North America by Samuel Bowen in 1765.* Economic Botany Vol. 37, No. 4 (Oct.-Dec., 1983), pp. 371-379.
<http://www.jstor.org/stable/4254529>.

Warren, N. y Psiarenko N. *Argentina: mal uso de los agroquímicos provoca problemas de salud.* Infobae, 2013.
<http://www.infobae.com/2013/10/21/1517756-argentina-mal -uso-los-agroquimicos-provoca-problemas-salud/>.

Mercola, J. *Monsanto Is Inside Everything.* Mercola, 2016.
<http://articles.mercola.com/sites/articles/archive/2016/03/22/ monsanto-glyphosate.aspx>.

Gillam, C. *FDA Finds Monsanto's Weed Killer In U.S. Honey.* Huffington Post, 2016.
<http://www.huffingtonpost.com/carey-gillam/fda-finds-monsantos- weed_b_12008680.html>.

Monsanto. Glyphosate and Roundup Brand Herbicides.
<http://www.monsanto.com/glyphosate/pages/default.aspx>.

Mordor Intelligence. *Argentina Crop Protection Chemicals (Pesticides) Market*. 2016.
<https://www.mordorintelligence.com/industry-reports/argentina-crop-protection-pesticides-market-growth-trends-and-forecasts-2014-2019-industry>.

Paleoleap. *The Dangers of Soy.*
<http://paleoleap.com/dangers-soy/>.

RT News. *Monsanto's Pesticides Poisoning Argentina*. 2013.
<https://www.rt.com/news/monsanto-argentina-health-problems-484/>.

US Department of Agriculture Economic Research Service, *Soybeans & Oil Crops*. 2016.
<http://www.ers.usda.gov/topics/crops/soybeans-oil-crops/trade.aspx>.

Capítulo 18. ¿Por qué necesitas proteína para adelgazar?

Clark, S. *Why Women and Protein: Your Complete Guide*. Bodybuilding, 2016.
<http://www.bodybuilding.com/content/women-and-protein-your-complete-guide.html>.

Gastelu, D. y Hatfield, F. *Sports Nutrition*. Carpinteria, International Sports Sciences Association, 2013.

Mondey, F. *Why Women Need Protein!* Bodybuilding, 2015.
<http://www.bodybuilding.com/fun/fawnia25.htm>.

Team Fitrx. *10 Reasons Protein Is Even More Important for Women*. FitnessRx, 2014.
<http://www.fitnessrxwomen.com/nutrition/healthy-eating-tips/10-reasons-protein-is-even-more-important-for-women/>.

Capítulo 19. ¿Cómo acabar con la celulitis de forma natural y para siempre?

Cardellino, C. *9 Ways You Can Actually Get Rid of Cellulite*. Cosmopolitan, 2016.
<http://www.cosmopolitan.com/health-fitness/advice/g3704/how-to-get-rid-of-cellulite/?slide=1>.

Gastelu, D., y Hatfield, F. *Sports Nutrition*. Carpinteria, International Sports Sciences Association, 2013.

Samuels, M. *Foods That Get Rid of Cellulite*. LiveStrong, 2015.
<http://www.livestrong.com/article/109039-foods-rid-cellulite/>.

The Dr. Oz Show. *Get Rid of Cellulite*. 2012.
<http://www.doctoroz.com/videos/get-rid-cellulite>.

Trujillo, N. *10 Powerhouse Foods That Fight Cellulite*. Woman's Day, 2016.
<http://www.womansday.com/health-fitness/nutrition/advice/g1270/how-to-get-rid-of-cellulite/>.

WebMD. *Cellulite*.
<http://www.webmd.com/beauty/cellulite-causes-and-treatments#1>.

Capítulo 20. Secretos infalibles para un vientre plano

Bornstein, A. *How to Lose Weight: Why Sleep Can Make you Fat*. Blog Born Fitness.
<http://www.bornfitness.com/how-to-lose-weight-why-sleep-can-make-you-fat/>.

Boston, G. *To Fight Belly Fat, Fight Stress with Adequate Sleep*. The Oakland Press, 2016.
<http://www.theoaklandpress.com/health/20161013/to-xfb01ght-belly-fat-fight-stress-with-adequate-sleep>.

Collins, S. *The Truth about Belly Fat*. WedMD.
<http://www.webmd.com/diet/features/the-truth-about-belly-fat#1 >.

Fox News. *11 Reasons why You're Not Losing Belly Fat.* 2014.
<http://www.foxnews.com/health/2014/05/10/11-reasons-why-youre-not-losing-belly-fat.html>.

Gastelu, D. y Hatfield, F. *Sports Nutrition.* Carpinteria, International Sports Sciences Association, 2013.

Reiter, A. *Nutrition News: Best Metabolism Booster; Sleep, Stress and Belly Fat; and Gardening and Kids' Health.* Food Network, 2016.
<http://blog.foodnetwork.com/healthyeats/2016/09/30/nutrition-news-best-metabolism-booster-sleep-stress-and-belly-fat-and-gardening-and-kids-health/>.

Teta, J. *Female Belly Fat: Stress, Menopause & Other Causes.* Metabolic Effect, 2013.
<https://www.metaboliceffect.com/female-belly-fat/>.

Capítulo 21. ¿Metabolismo lento?: descubre cómo acelerarlo para adelgazar

FoxNews. *11 Best Ways to Boost Your Metabolism.* Health.com, 2014.
<http://www.foxnews.com/health/2014/01/16/11-best-ways-to-boost-your-metabolism.html>.

Group, E. F. *Alimentos para Acelerar el Metabolismo.* Global Healing Center, 2011.
<http://www.globalhealingcenter.net/salud-natural/alimentos-acelerar-metabolismo.html>.

West, H. *10 Easy Ways to Boost Your Metabolism (Backed by Science).* Authority Nutrition.
<https://authoritynutrition.com/10-ways-to-boost-metabolism/>.

Yeager, S. *11 Eating Rules to Rev Your Metabolism All Day Long.* Prevention, 2011.
<http://www.prevention.com/weight-loss/diets/boost-metabolism-high-metabolism-diet>.

Capítulo **25**. Los grandes beneficios de hacer ejercicio

Breene, S. *13 Unexpected Benefits of Exercise*. Greatist, 2013.
<http://greatist.com/fitness/13-awesome-mental-health-benefits-exercise>.

Mayo Clinic. *Exercise: 7 Benefits of Regular Physical Activity*.
<http://www.mayoclinic.org/healthy-lifestyle/fitness/in-depth/exercise/art-20048389>.

WebMD. *How Regular Exercise Benefits Teens*.
<http://teens.webmd.com/benefits-of-exercise>.

OTROS TÍTULOS EN

Grijalbo*vital*

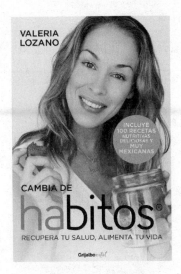

Cambia de hábitos
Valeria Lozano

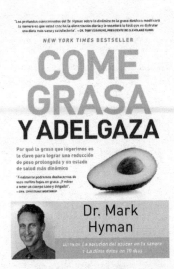

Come grasa y adelgaza
Dr. Mark Hyman

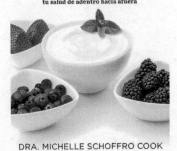

El milagro probiótico
Michelle Schoffro Cook

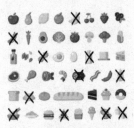

La dieta de la eliminación
Alissa Segersten y Tom Malterre

OTROS TÍTULOS EN
Grijalbo

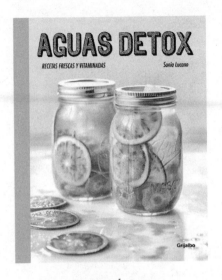

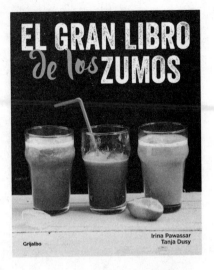

Aguas detox
Sonia Lucano

El gran libro de los zumos
Irina Pawassar y Tanja Dusy

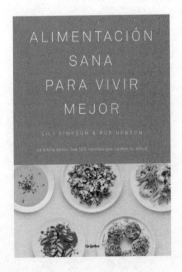

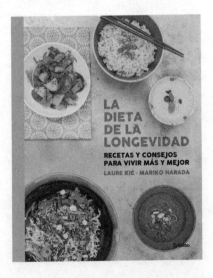

Alimentación sana para vivir mejor
Lily Simpson y Rob Hobson

La dieta de la longevidad
Laure Kié / Mariko Harada

De gordita a mamacita
de Ingrid Macher
Se terminó de imprimir en enero de 2017
en los talleres de Thomson-Shore,
Dexter, Michigan.

Impreso en USA / *Printed in USA*